强制隔离戒毒人员
康复训练理论与实践

董贵俊　金兴会　唐　磊◎主编

人民体育出版社

图书在版编目（CIP）数据

强制隔离戒毒人员康复训练理论与实践 / 董贵俊，金兴会，唐磊主编. — 北京：人民体育出版社，2024
ISBN 978-7-5009-6186-4

Ⅰ.①强… Ⅱ.①董… ②金… ③唐… Ⅲ.①戒毒－康复训练 Ⅳ.①R163.4

中国版本图书馆 CIP 数据核字（2022）第 110919 号

＊

人 民 体 育 出 版 社 出 版 发 行
北京中献拓方科技发展有限公司印刷
新 华 书 店 经 销
＊
710×1000 16 开本 12.25 印张 231 千字
2024 年 10 月第 1 版 2024 年 10 月第 1 次印刷
＊
ISBN 978-7-5009-6186-4
定价：62.00 元

社址：北京市东城区体育馆路 8 号（天坛公园东门）
电话：67151482（发行部） 邮编：100061
传真：67151483 邮购：67118491
网址：www.psphpress.com

（购买本社图书，如遇有缺损页可与邮购部联系）

本书编写组

主　编：董贵俊　教　授　衢州学院　山东体育学院

金兴会　所　长　山东省鲁中强制隔离戒毒所

唐　磊　主　任　山东省鲁中强制隔离戒毒所康复训练中心

副主编：李可峰　教　授　衢州职业技术学院医学院

刘　新　处　长　山东省司法厅安全生产处

颜景宇　副所长　山东省鲁中强制隔离戒毒所

编　委：王士波　副主任　山东省鲁中强制隔离戒毒所康复训练中心

闫　前　　　　　菏泽家政职业学院

唐泽坤　　　　　烟台南山学院

梁　岐　　　　　山东省精神卫生中心

王佰捷　　　　　山东省竞技体育学校

吴　军　　　　　山东现代学院

孙梦雪　　　　　山东现代学院

张祥杰　　　　　山东体育学院

吴　燕　　　　　山东工程职业技术大学

周　骁　　　　　连云港职业技术学院

刘　亚　　　　　新沂市瓦窑中学

丛　铭　　　　　烟台高新区第二实验小学

仲梓澳　　　　　山东体育学院

张　志　　　　　山东体育学院

伊长帆　　　　　山东体育学院

朱　阁　　　　　山东体育学院

为本书题写序言，从 2023 年 2 月份拖至 6 月份，一来是疫情影响，二来是心情复杂，迟迟无从下笔。2018—2023 年，从"以运动戒毒为核心，打造中国戒毒体系试点"到基于"四期四区五中心设置的统一戒毒模式"，见证了戒毒康复训练工作从试点工作到作为科学戒治的重要手段，也见证了康复训练标准化建设的进程。

至此置笔，倏忽已 5 年有余。从 2018 年，第一次给省局领导和各所领导、干警汇报的报告题目为"体疗戒毒合作事宜汇报"，当时还仅仅是从理论上进行分析体育运动可能干预戒毒的理论基础、干预路径、合作构架等，到 2019 年 3 月 29 日我们在全国司法行政戒毒系统运动戒毒工作推进会上做典型发言，历时 1 年时间，我们实现了从无到有、从有到优的跨越，期间历经了苦恼、艰辛，收获了喜悦、快乐。随后，我们成立了全国第一家面积约 1200m^2、实际投资 800 万元且实体运行的山东省戒毒康复实验室，举办了全国"运动戒毒理论与应用体系构建"高峰论坛，承担了司法行政戒毒工作理论研究重点项目"基于 fNIRs 技术对运动戒毒干预戒毒人员脑功能分析"并以第一名结项，我们的"冰毒成瘾者脑功能促进的运动康复技术"入选了 2020 年司法部"十大优势矫治项目"。我们在山东省质量技术监督局标准处支持下制定了省级地方标准《司法行政戒毒康复训练》，并争取人社厅资金项目支持分别于 2018 年以"山东省智慧化'运动戒毒'体感运动系统实践操作"、2019 年以"运动戒毒风险防控及科学评定实践操作"，以及 2020 年以"统一戒毒模式下标准化康复中心建设"为主题承办了山东省专业技术人才知识更新工程高级研修项目，共培训 152 名康复中心专业戒毒警察，获批了山东省体医融合试点项目——"司法行政戒毒体医融合试点项目"并获得中期检查优秀试点项目，等等。揽尽以往，思绪万千。自 2006 年工作以来，历经十几年探索，近 5 年的成果才让我真正明白了"把科研成果写在祖国大地上"的含义。一个科研工作者，从理论研究到实践转化、服务社会，着实是一个漫长的探索过程。

5 年来，山东戒毒康复逐渐完成构建学术团队、累积初级数据、凝练学科方向、提炼戒毒成果、凝聚戒毒智慧、研发戒毒系统等形成了具有山东戒毒特色的发展模式，获得司法部、省领导、省司法厅和戒毒管理局的支持与肯定。在此，感谢司法部戒毒管理局、山东省司法厅、山东省戒毒管理局、山东体育学院的大力支持，感谢各戒毒所的积极配合，特别是山东省戒毒康复实验室所在地山东省鲁中强制隔离戒毒所在实验室建设、数据测试、硬件配备等方面的大力支持与配合，感谢所有帮助过山东戒毒的领导及专家学者，感谢我的主要合作伙伴和团队的研究生们。没有你们，就没有本书的出版；没有你们，就没有我们的成果；没有你们，就没有"走在前列"的山东康复戒毒工作。

言归正传，本书是在我们前期工作基础上，结合各戒毒场所实际，总结提炼而成的，希望对我们前期的工作做一个总结，也为后续的工作做一个铺垫。全书共分为6章，主要写作思路是围绕介绍戒毒康复理论、戒毒康复风险防控、四期戒毒康复的操作实践等展开。每期按照本期的基本情况、基本工作、康复训练、注意事项等展开详述。限于时间有限、能力不足、疫情影响，全稿前后持续写作花费两年左右的时间，出版之前仍感觉诚惶诚恐，生怕一旦印成铅字，再出现失误则无可更正。

世间万事万物，皆以人为主体。回想工作中历经的人，无不感觉到内心暖暖、能量满满。作为一个体育科研工作者，能为解决世界难题——戒毒做出自己微薄的贡献，每每沉思之时，都为自己点赞，也许这是我科研一生中能带有自豪感讲述给自己子孙的宝贵经历。因此，我非常珍视戒毒康复工作，也非常感谢那些见证过康复戒毒工作，帮助过我的领导、老师、朋友、学生们，还有我的家人。5年，弹指一挥，又似永恒。叙事思人，这些人中有的已经历练到其他岗位，有的已经转做他行。在此，祝他们无畏将来、前程似锦。无论你们走到哪里，我都感恩你们，戒毒康复事业都是你们无可磨灭的宝贵财富。

愿世上再无毒品，愿世上再无染毒人。

董贵俊

二〇二三年十月

目 录

第一章　测量评价与风险防控

　　本章通过对戒毒人员一级运动风险指标和二级运动风险指标的测量得出结果，根据结果对戒毒人员的运动能力进行评价。根据评定得出的总分确定戒毒人员的运动风险等级并进行风险防控[1]。

第一节　运动风险等级

　　通过专家调查法与专家小组进行咨询和商讨，将医学检查、体力活动/运动、运动测试和内科医生指导所提供的适当建议作为运动前参照的风险级别的标准。风险分层的依据：一级（高风险）风险因素，即心血管风险因素；二级（中等风险）风险因素，即运动功能因素；三级（低风险）风险因素，即体质/体力活动因素[2]。根据专家评价对每级风险因素所对应的测试项目进行细化分层并赋值打分，满分为100分，如表1-1-1所示。

表 1-1-1　风险级别指标

一级指标	二级指标
心血管风险因素（50分）	左右两侧血压（Blood Pressure，BP）
	脉搏波传导速度（Pulse Wave Velocity，PWV）
	踝肱指数（Ankle Brachial Index，ABI）
运动功能因素（15分）	功能性动作筛查（Functional Movement Screen，FMS）
体质/体力活动因素（35分）	体脂百分比
	骨密度
	脊柱活动度
	国民体质测试

　　风险根据总分分为以下等级。

　　（1）无风险：总分在80分以上，可以进行正常的高负荷、大强度运动训练。

　　（2）低风险：总分在60～80分，可以进行体能测试或各种强度的运动训练，包括激烈（Vigorous）或中度（Moderate）的体能测试或运动训练，且在体能测试与运动训练时医生无须到场。

（3）中等风险：总分在 40～60 分，可以进行非最大负荷的体能测试（Submaximal Test）或是中度运动训练，且在体能测试与运动训练时医生无须到场。然而，建议医生在戒毒人员进行激烈体能测试（Maximal Test）或剧烈运动训练时在场。

（4）高风险：总分在 40 分以下，如无医生在场，切勿进行运动训练或体能测试。没有医生的许可，不要锻炼。这些人或许能够进行少量的运动，但他们需要慢慢地进行，从少量的体力活动开始，逐渐增加负荷，或者他们只能从事一些更安全的体力活动。向医生咨询有关运动的问题，并听取其医疗建议。

第二节　制定方法

区分等级的德尔菲法又称"专家调查法"，该方法可以准确有效地收集专家的意见，广泛应用于商业、军事、教育、保健等各个领域。

德尔菲法其实是一种反馈匿名函询法。其大体流程是：在就所设想的问题征求专家意见后，进行整理、归纳、统计，然后匿名告知各专家，再次收集意见，集中意见，再次取得一致意见。这个过程可以简单地总结如下：匿名专家意见咨询—归纳—统计—匿名反馈—归纳—统计……若干轮后停止。由此可以看出，德尔菲法是一种通过函询形式进行的集体和匿名思想交流的方法。它有三个特点，使它有别于其他专家预测方法，即匿名性、反馈性和统计性。

一、匿名性

事实上，当德尔菲法被应用时，所有的专家小组成员都不直接见面，只是通过函件交流，从而消除了权威的影响。匿名性是该方法的主要特点，在预测领域工作的专家彼此不知道谁参与了预测，并在完全匿名的情况下交换意见。后来改进的德尔菲法可以允许专家们聚在一起进行专题讨论。

二、反馈性

德尔菲法需要三四轮的反馈，调查组和专家组对每次反馈进行深入研究，最后的结果基本上反映了专家的基本思想和对信息的认知，确保结果客观、可信。小组成员之间的交流是通过回答组织者的问题来进行的，通常需要几轮反馈才能完成预测。

三、统计性

小组最典型的预测结果是反映大多数人意见的结果，少数人的意见最多被笼统地提及，但这并不表明该小组的不同意见的状况。对于统计性，情况并非如此，统计性显示一个中位数和两个四分位数，其中一半在两个四分位数内，另一半在两个四分位数外。因此，每种观点都包括在这些统计数字中，从而避免了只反映多数意见的专家会议方法的缺点。

第三节 制 定 原 则

制定原则的意义在于为决策和行动提供明确的指导，确保在面临各种情况和挑战时能够做出符合价值观和目标的选择。通过制定原则，可以明确组织的使命和核心价值观，并将其转化为可操作的指导方针。这些原则不仅有助于减少决策过程中的困惑和错误，还可以增强组织的凝聚力和一致性。

在制定原则时将把专家代表性、参与者支持、精确措施、不同对待、完整信息、专家的粗略估计、避免组合事件等要素列在其中。

总之，制定原则对于组织的成功和发展至关重要。它不仅为组织提供了明确的方向和目标，还增强了组织的凝聚力和适应性，为组织的长期发展奠定了坚实的基础。

制定原则具体包括以下几个方面。

（1）选择的专家必须有一定的代表性、权威性。

（2）在做出预测之前，必须得到参与者的支持，以确保他们能够认真地做每个预测，以提高预测的有效性。另外，还应将预测的意义和作用汇报本组织高层，并得到决策者和其他高级领导人的支持。

（3）问题表设计必须以措辞精确和不造成歧义为特点，既不要问太多的问题，也不要问不相关的问题，并且列入协商中的问题不能相互包含；这些问题必须是所有专家都能精确回答的问题，而且所有专家尽可能从同一角度理解。

（4）在统计分析中，不同的问题应该以不同的方式处理，不同专家的权威性应该得到不同的重视，而不是一概而论。

（5）向专家提供的信息应尽可能完整，使专家能够做出判断。

（6）专家们被要求只做粗略的估计，而不是非常精确的判断。

（7）问题必须是集中的、有针对性的，而不是过于分散的。这样不同的事件就形成了一个有机的整体，问题必须按层次排列，先简单后复杂，先综合后局部。通过这种方式，很容易引起专家对回答问题的兴趣。

（8）不应将单位或领导小组的意见强加于调查意见中，以防止其产生影响，避免专家意见与其中一组领导小组的意见趋同，以至于专家迎合小组意见的预测结果。

（9）避免组合事件。如果一个事件涉及专家同意和专家不同意的两个方面，专家将难以做出回答。

第四节　实　施　步　骤

实施步骤指在进行某项活动或任务时，按照一定的顺序和逻辑关系逐步进行操作的过程。实施步骤在运动康复中起着至关重要的作用，它确保了个体在进行康复训练时的科学性、规范性和有效性，有助于个体更好地恢复身体健康和心理平衡。

德尔菲法的具体实施步骤如下。

（1）确定调查主题，制订调查计划，准备专家需要提供的信息（包括预期目标、时间、调查表和方法）。

（2）组建专家小组。根据课题所需的知识框架确定专家，专家的人数可以根据预测课题的大小和涉及面的宽窄来确定，通常不超过 20 人。

（3）请专家书面答复处理问题及相关背景材料的所需要求。

（4）不同的专家根据他们的材料做出自己的预测，并解释他们如何使用这些材料，以及他们是如何评估的。

（5）将各位专家第一次判断意见汇总，列成图表，进行对比，再分发给各位专家，让专家比较自己同他人的不同意见，修改自己的意见和判断。也可以把各位专家的意见加以整理，或请身份更高的其他专家加以评论，然后把这些意见再分送给各位专家，以便他们参考后修改自己的意见。

（6）将所有专家的修改意见收集起来并汇总，再次分发给各位专家，以便做第二次修改。逐轮收集意见并为专家反馈信息是德尔菲法的主要环节。意见收集和信息反馈一般要经过三四轮。在向专家进行反馈的时候，只给出各种意见，但并不说明发表各种意见的专家的具体姓名。这一过程重复进行，直到每个专家不再改变自己的意见为止。

第五节　注意事项

在运动康复治疗过程中，了解和遵守这些注意事项对于确保治疗效果和个体安全至关重要。它们有助于个体更好地配合治疗，提高康复效果，同时避免潜在的风险和并发症。德尔菲法的注意事项主要包括以下4点。

（1）并不是所有被预测的事件都要经过德尔菲法具体实施步骤中的前5步。可能有的事件在第3步就达到统一，而不必在第4步中出现。

（2）在第5步结束后，专家对各事件的预测也不一定都达到统一。不统一也可以用中位数和上下四分位数来做结论。事实上，总会有许多事件的预测结果是不统一的。

（3）必须通过匿名和函询的方式收集专家意见。

（4）要做好意见甄别和判断工作。

第六节　实施程序

实施程序的重要性在于确保活动的有序、高效执行。它提供了明确的步骤和流程，指导参与者如何完成任务，减少混乱和误解。制订并执行科学、合理的实施程序对于任何项目的成功都至关重要。德尔菲法的实施程序如下。

（1）向团队成员发出第一份初始调查表，收集参与者对于某一话题的观点（注意：德尔菲法中的调查表与通常的调查表有所不同，通常的调查表只向被调查者提出问题，要求回答；而德尔菲法的调查表不仅需要向被调查者提出问题，还有向被调查者提供信息的责任，它是团队成员交流思想的工具）。

（2）向团队成员发出第二份调查表（列有其他人意见），要求其根据几个具体标准对其他人的观点进行评估。

（3）向团队成员发出第三份调查表（列有第二份调查表提供的评价结果、平均评价、所有共识），要求其修改自己原先的观点或评价。

（4）总结出第四份调查表（列有第三份调查表提供的评价结果、所有共识和遗留问题），由组织者对其综合处理。

第七节 评分细则

评分细则至关重要，它确保了评估标准的一致性、公正性和客观性。评分细则通过明确各项指标的权重和评分标准，有助于减少主观偏见，提高评价的准确性和可靠性。同时，它也为参与者提供了清晰的指导和预期，促进了活动的顺利进行和目标的有效达成。

通过对利用德尔菲法取得的结果分析及论证，根据不同的测试项目，得出其具体的评分细则。

一、体质测试项目

体质测试项目每项合格得 1 分，总计 8 分，如表 1-7-1、表 1-7-2 所示。

表 1-7-1　男性评分细则

年龄组/岁	项目							
	肺活量/mL	台阶指数/个	握力/kg	纵跳/cm	俯卧撑/次	坐位体前屈/cm	闭眼单脚站立/s	选择反应时/s
	1分	1分	1分	1分	1分	1分	1分	1分
20～24	≥3746	≥56.1	≥44.9	≥37	≥27.1	≥8.5	≥32.1	≤0.44
25～29	≥3749	≥55.9	≥45.3	≥35.9	≥24.9	≥6.9	≥30.2	≤0.45
30～34	≥3620	≥56.1	≥45.3	≥34.2	≥22.6	≥6.2	≥28.3	≤0.46
35～39	≥3505	≥56.6	≥45.4	≥32.5	≥21.2	≥6.1	≥25.3	≤0.47
40～44	≥3324	≥57.8	≥44.9	/	/	≥5.6	≥20.6	≤0.5
45～49	≥3177	≥58	≥43.6	/	/	≥4.7	≥17.3	≤0.52
50～54	≥3033	≥58	≥42.4	/	/	≥3.4	≥14.7	≤0.54
55～59	≥2891	≥58.2	≥40.3	/	/	≥3	≥13.1	≤0.57

表 1-7-2　女性评分细则

年龄组/岁	项目							
	肺活量/mL	台阶指数/个	握力/kg	纵跳/cm	1分钟仰卧起坐/次	坐位体前屈/cm	闭眼单脚站立/s	选择反应时/s
	1 分	1 分	1 分	1 分	1 分	1 分	1 分	1 分
20～24	≥2482	≥56.8	≥26.3	≥24.1	≥21.1	≥11.4	≥33.6	≤0.47
25～29	≥2462	≥57.3	≥26.3	≥23.3	≥19.6	≥9.9	≥30.2	≤0.48
30～34	≥2427	≥57.7	≥26.9	≥22.6	≥18.7	≥9	≥28.8	≤0.49
35～39	≥2375	≥58.5	≥27.3	≥22	≥17.4	≥8.9	≥26	≤0.5
40～44	≥2279	≥59.5	≥27.1	/	/	≥8.3	≥20.9	≤0.54
45～49	≥2188	≥60.1	≥26.5	/	/	≥8.1	≥17.9	≤0.56
50～54	≥2127	≥60.5	≥25.6	/	/	≥8	≥14.8	≤0.57
55～59	≥2034	≥60.1	≥24.8	/	/	≥8.4	≥12.6	≤0.59

二、FMS

FMS 的 7 个基本动作分别为深蹲、跨栏架步、直线弓箭步、肩部灵活性、主动直膝抬腿、躯干稳定俯卧撑、躯干旋转稳定性。对于跨栏架步、直线弓箭步、肩部灵活性、主动直膝抬腿、躯干旋转稳定性这 5 个基本动作而言，它们均需要对身体进行左右两侧的测试，每侧均有一个得分，并且该基本动作的最后得分为两侧测试中得分较低的分值，即左右两侧都有的动作，取最低分。总分≥14 分，得 15 分；7 分≤总分<14 分，得 7 分；总分<7 分，得 0 分[3]。

三、体脂百分比

1. 男子标准

正常：体脂<20%，10 分。

轻度肥胖：20%≤体脂<25%，6 分。

中度肥胖：25%≤体脂<30%，4 分。

重度肥胖：体脂≥30%，0 分。

2. 女子标准

正常：体脂<25%，10 分。

轻度肥胖：25%≤体脂<30%，6分。

中度肥胖：30%≤体脂<35%，4分。

重度肥胖：体脂≥35%，0分。

四、骨密度

正常：$T>-1$，9分。

低骨量：$-2.5≤T≤-1$，6分。

骨质疏松：$T<-2.5$，0分。

五、脊柱

躯干倾斜角≥7°，0分。

躯干倾斜角<7°，3分。

20°<脊柱后凸<40°，2分。

脊柱后凸>40°、脊柱后凸<20°，0分。

颈椎前屈、后仰、侧向弯曲>45°，颈椎转动>80°，1分。

颈椎前屈、后仰、侧向弯曲<45°，颈椎转动<80°，0分。

胸椎前屈>90°，胸椎后仰、弯曲、转动>30°，1分。

胸椎前屈<90°，胸椎后仰、弯曲、转动<30°，0分。

腰椎前屈>50°，腰椎后仰>20°，腰椎弯曲、转动>30°，1分。

腰椎前屈<50°，腰椎后仰<20°，腰椎弯曲、转动<30°，0分。

六、心血管

收缩压（Systolic Blood Pressure，SBP）≥160mmHg/舒张压（Diastolic Blood Pressure，DBP）≥100mmHg；

ABI≥1.4/ABI<0.8；

PWV≥14m/s。

上述三者有一者在该范围内，得0分。

140mmHg<收缩压<159mmHg/90mmHg<舒张压<99mmHg；

9m/s<PWV<14m/s；

0.8<ABI<0.9。

上述三者有二者在该范围内，得 20 分；有一者在该范围内，得 30 分。

收缩压＜140mmHg/舒张压＜90mmHg；

PWV＜9m/s；

0.9＜ABI＜1.4。

上述三者均在该范围内，得 50 分。

参 考 文 献

[1] 余秋香，解乒乒. 运动康复课程在戒毒领域开设的必要性研究[C]//中国体育科学学会. 第十二届全国体育科学大会论文摘要汇编. 天津：天津体育学院体育教育与教育科学学院，天津体育学院体育文化学院，2022：39-41.

[2] 唐磊. 处方式运动戒毒风险评估及处方设计[C]//中国体育科学学会. 第十一届全国体育科学大会论文摘要汇编. 淄博：山东省鲁中强制隔离戒毒所，2019：8201-8203.

[3] GRAHAM H K, HARVEY A, RODDA J, et al. The functional mobility scale (FMS) [J]. Journal of pediatric orthopedics, 2004, 24(5): 514-520.

第二章 生理脱毒期

生理脱毒是指让吸毒者摆脱生理依赖的过程，一般时间为1～2周，但存在具体差异。戒毒一共有3个阶段，而生理脱毒阶段为最难受的一个阶段，因为身体为了脱毒会产生非常痛苦的戒断反应。在1～2周，戒毒者会通过药物替代递减法、梯度戒毒法和中医戒毒法等治疗方式度过戒断反应，达到生理脱毒。但在达到了生理脱毒后，更需要后期的正面教育、心理疏导，社会的帮助和支持，适当的体育锻炼，改善营养，以及家人的理解和支持等措施完成心理上的康复[1]。

第一节 强制隔离戒毒人员生理脱毒期基本情况

正常情况下生理脱毒的一周内是最痛苦、反应最强烈的阶段，此后症状逐渐减轻，顺利的情况下一周后症状就不再明显，有些人可能要超过两周。毒品或精神活性物质的种类非常多，每个人使用的时间和剂量都不一样，身体状况和精神状况也有很多差别，因此症状持续时间，不同的患者有一定差别。通常大多数在身体依赖的阶段后第一周反应最严重，戒除药物或终止使用精神活性物质后几个小时，甚至到一天内会出现生理上的反应，共同反应一般有情绪上的变化，如情绪焦虑、注意力不集中，又有身体上的不适，如多汗、震颤，还有睡眠紊乱[2]。戒断症状在几小时后会逐渐加重，在3天左右达到高峰。生理脱毒后并不代表已经完全戒毒，后期还需要心理疏导、正面教育，加强身体锻炼[3]。

一、生理脱毒期强制隔离戒毒人员特点

生理脱毒期强制隔离戒毒人员主要表现为倔强固执、自我中心、不关心他人；缺乏同情心和社会责任感，反应迟钝；对他人抱有敌意，即使对亲友也如此；好进攻，即使是对于喜爱的人；喜欢一些古怪的不平常的事情；不惧危险，喜欢恶作剧，总要捣乱；情绪不稳定，遇事容易激动、紧张，易怒；往往抑郁，睡眠不好，患有各种身心障碍；情绪过激，对各种刺激的反应都过于强烈，情绪激烈后

难以平静；适应不良，不可理喻，甚至有时走上自伤的道路。[4]

生理脱毒期强制隔离戒毒人员一方面希望能摆脱毒魔的纠缠，重新找回自我，过正常的生活；另一方面又为自己深陷毒品的旋涡中不能自拔而怨恨、自责。这就出现了罗杰斯的自我不协调状态。生理脱毒期强制隔离戒毒人员处于一种紧张的内在混乱状态，适应不良，出现持续的焦虑和抑郁，他们追求的是安全、爱和归属及自尊的需要，如果这些心理需要长期得不到满足，那么他们的心理将长期处于失衡状态，出现躯体化症状、人际关系紧张、强迫症状等。为了摆脱这种状态，他们又会去寻找吸食毒品带来的欣快感，并以此来麻醉自己。如果在生理脱毒期内没有给足强制隔离戒毒人员关爱，那么很有可能会导致他们戒毒完成后复吸。

吸毒人员常常会受到社会的排斥[5]、家人的冷嘲热讽、朋友的背叛和疏离，缺乏安全感，情感得不到满足，每当遇到挫折和失败，便产生过分沮丧、失意和忧伤等不良情绪[6]，无法以适当的心理方法来缓解自己的焦虑、紧张情绪。这些构成复吸的主要原因，需要引起戒毒人员、社会、戒毒中心和家庭的注意。抑郁在戒毒者当中是普遍存在的一种心理状态[7]，生理脱毒期强制隔离戒毒人员对外界的刺激非常敏感，一方面想得到别人的理解，倾诉自己的不幸；另一方面又逃避与别人过多的接触，担心遭到别人的拒绝，内心冲突激烈。生理脱毒期强制隔离戒毒人员的特点与毒品对人体的破坏有着密不可分的联系[8]。

（一）毒品对人体心理机能的破坏

1. 情绪障碍

人一般具有两种智商：一种是智力智商，它与先天遗传基因有关；一种是情绪智商，它主要受后天的各种环境影响而形成。在这两种智商中，情绪智商对人一生所产生的作用约占80%，它是人生事业大厦的基石。吸毒者在吸食毒品后，毫无例外地会造成情绪障碍，会改变正常的精神状态，变得极度兴奋、狂躁和暴烈；在戒断时又变得异常低落、沮丧、多疑[9]。

在毒品的反复作用下，两种极端情绪交替出现，使人处于一种喜怒无常的无节制状态，从而导致情绪智商规律的紊乱和功能失常。这也就是为什么"多进宫"吸毒人员在强制戒毒所表现出的对任何事都提不起兴趣，抱着一种得过且过的态度的原因。

2. 智力障碍

吸食毒品会造成记忆力下降、思维能力减弱、注意力分散、创造力和主动性丧失；严重者会引起智力迟钝、知觉错误、偏执和暴力行为。在强制戒毒所主要表现为强制隔离戒毒人员是非观念混淆，喜欢打架斗殴，对管教干警持有敌对态度，抱有成见和偏见。

3. 意志障碍

吸毒人员会变得好逸恶劳、好吃懒做、孤僻自私、爱说谎、好诡辩、不知自尊自爱、意志消沉、失去责任感。他们平时很少说实话，为人处世表现出极度的自私自利，凡事只考虑自己而不考虑别人。强制隔离戒毒人员基本上都害得家庭生活拮据，可是他们照样要求家属给钱给物，如果稍有不顺，他们就会变得极度失望沮丧，更有甚者还会要挟家属。

人体本身就有类似毒品的内源性物质——脑啡肽和内啡肽[10]，它们在人体内起到非常重要的作用。它们作用于特定受体，通过受体后，各种信号传导系统调节体内多个系统的正常功能，以保持内环境恒定。

吸毒人员从体外大量摄入外源性阿片样活性物质，如海洛因[11]，势必扼制体内正常阿片肽的形成和释放，且阿片受体催化外源性阿片样活性物质很快产生耐受性，这就迫使吸毒人员只有使用更多的毒品才能保持体内平衡。如果骤然中断毒品的供给，生理脱毒期强制隔离戒毒人员机体的内源性阿片肽和外源性阿片样活性物质顿时缺乏，阿片受体无法通过其他阿片肽系统继续保持体内平衡，从中枢到外围各系统的正常运行秩序完全紊乱，然后出现戒断症状，易致痛苦不堪[12]。

戒断症状发生时间和用药间隔时间有关，用药间隔时间短者出现早。一般戒断症状在停药后8～12h出现，有时3～4h即出现，36～72h达到顶峰，大部分在7～10h出现。

（二）急性戒断症状的表现

1. 8～12h

急性戒断症状表现为打哈欠、流泪、出汗、乏力、倦怠，类似感冒症状。

2. 12～15h

急性戒断症状表现为情绪恶劣，焦虑烦躁，其后陆续出现瞳孔扩大 3～4mm，存在对光反应；汗毛直立，胃寒起鸡皮疙瘩；厌食、恶心、呕吐、腹绞痛、腹泻；全身骨头和肌肉酸痛，颤抖不已、烦躁不安、心跳加快、血压升高、易激怒、抑郁[13]。时而身上乱抓，时而用头撞墙，鼻涕、眼泪外流甚至出现攻击行为，有强烈的心理渴求。此后身体便陷入极度虚弱之中，有发热、腹水等症状。

3. 36～72h

上述症状达到高峰，严重者出现呼吸抑制症状，呼吸深而慢，1min 1～2 次，瞳孔针尖样。如果不及时救治，则极易导致呼吸停止，乃至死亡[14]。

4. 7～10 日

各类症状逐步平息。但戒断之后可能会长期残留一些慢性症状，如严重失眠、身体各部位疼痛、胃肠道不适、乏力、情感脆弱不稳定、焦虑抑郁、激惹等。

二、生理脱毒期目的

根据《中华人民共和国禁毒法》（以下简称《禁毒法》）、《戒毒条例》、《强制隔离戒毒诊断评估办法》，结合司法部印发的《关于建立全国统一的司法行政戒毒工作基本模式的意见》，规范强制隔离戒毒诊断评估工作，充分调动强制隔离戒毒人员戒治积极性，科学评价戒毒效果，帮助戒毒人员戒除毒瘾，有效保障戒毒人员合法权益。在生理脱毒期，司法行政机关强制隔离戒毒工作人员应当遵循以人为本、科学戒毒、综合矫正和关怀救助的原则，教育和挽救吸毒成瘾人员；重点关注戒毒人员在强制隔离戒毒期间的生理脱毒、身心康复、行为表现等方面情况，通过医疗戒毒、教育矫正、心理矫治、康复训练、行为表现、康复劳动等进行综合考评、客观评价；采用科学规范的技术方式和方法组织戒毒人员参加适合自己身体情况的体育活动，循序渐进地从戒毒人员身体、生理等多方面进行改善；全面分析解读戒毒人员身体健康状况，深度查找影响因素，从而有效地完善戒毒人员康复计划，提高戒毒康复的针对性、实效性和科学性，力争帮助戒毒人员增强体质，从生理和心理角度戒除毒瘾，顺利从生理脱毒期转出并转入教育适应期。生理脱毒期以掌握运动理论和技巧、促进生理机能恢复、促进生理脱毒为目标，帮助戒毒人员平稳度过生理脱毒期，逐步恢复戒毒人员身体机能[15]。

三、生理脱毒期任务

围绕提升戒毒人员教育戒治质量中心任务，按照全国司法行政戒毒系统运动戒毒工作推进会的部署要求，坚持健体安神、固本培元、祛邪扶正的总体思路，广泛开展运动戒毒，帮助戒毒人员养成良好的习惯，有助于戒毒人员恢复身心健康，有效戒除戒毒人员毒瘾，全面提升戒毒工作科学化、专业化水平，实现全省司法行政戒毒工作高质量发展，为构建绿色无毒和谐社会做出更大贡献。在强制隔离戒毒期间全面提升身体康复训练工作科学化、专业化、实效化水平，更好地适应新时代司法行政管理戒毒工作发展需要，发挥体育运动在戒毒中的重要作用，拓展戒毒工作思路，推动戒毒工作的创新发展。探索适合在强制隔离戒毒场所中开展的科学、实用、有效的康复训练方法，构建完善的适合戒毒人员身心特点的运动戒毒体系，通过制订并执行科学专业的运动戒毒工作流程，融合运动教育、运动习惯培养、适应性训练、运动监测和防护等教育戒治内容，实现戒毒人员在生理、心理、行为和社会功能等方面的全方位改善，最终实现提高操守率、降低复吸率的目的。

四、生理脱毒期基本原则

1. 科学性原则

遵循运动科学的基本规律，科学制订运动戒毒工作中生理脱毒期的工作计划、科学组织实施、科学评价成效，建立健全运动戒毒成效评价体系。

2. 安全性原则

依照康复体能测试指标，严格对戒毒人员进行训练前运动风险评估、训练中科学监测及训练后效果跟踪，及时掌握戒毒人员身心状态，确保人身安全和场所安全。

3. 实用性原则

研究探索务实管用、操作性强的运动戒毒方式方法，建立完善运动戒毒标准体系，提高戒毒矫治质量。全面了解戒毒人员身体、心理等基本情况，以提高体能、改善心理素质、培养运动兴趣、养成运动习惯、降低毒品渴求为目标，明确

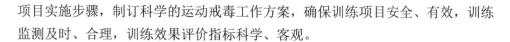

项目实施步骤，制订科学的运动戒毒工作方案，确保训练项目安全、有效，训练监测及时、合理，训练效果评价指标科学、客观。

4. 可推广性原则

研究探索科学、普遍适用的运动戒毒工作方式方法，建立运动戒毒标准体系，进行全所的推广使用。

五、生理脱毒期转入转出标准

1 年后或期满前诊断评估的总分值设为 100 分。其中，生理脱毒阶段性诊断评估分值为 10 分。生理脱毒阶段性诊断评估包含戒毒医疗 6 分、行为表现 4 分；戒毒医疗得分≥4 分且生理脱毒总评估得分≥6 分的，该阶段评估合格，可转入教育适应阶段，否则继续执行生理脱毒；当再次进行生理脱毒阶段性诊断评估时，评估合格后该阶段诊断评估一律以 6 分计入 1 年后综合诊断评估分数。

生理脱毒期评估内容包括戒毒医疗、行为表现两个方面，具体如下：戒毒医疗包括毒品检测结果、停止使用控制或者缓解戒断症状的药物、急性戒断症状等方面；行为表现包括遵守纪律、行为养成、积极戒治等方面[16]。

1. 毒品检测结果（1 分）

毒品检测结果呈阴性或假阳性的，得 1 分；呈阳性的，得 0 分（服用常规药物导致的阳性结果除外，复查后确认。如系涉毒导致毒品检测结果呈阳性，应严加追查，依法依规对所有涉案人员予以惩处）。

2. 停止使用控制或者缓解戒断症状的药物（2 分）

未使用控制或者缓解戒断症状药物的，得 2 分；使用控制或者缓解戒断症状药物累计 7 天内的，得 1 分；使用控制或者缓解戒断症状药物累计 8～15 天的，得 0.5 分；仍在使用控制或者缓解戒断症状药物的，得 0 分。

3. 急性戒断症状（3 分）

急性戒断症状完全消除的，得 3 分；急性戒断症状基本消除的，得 2 分；急性戒断症状部分消除的，得 1 分；急性戒断症状依然严重未消除的，得 0 分。（参照表 2-1-1）

表 2-1-1　急性戒断症状评分表

类别	具体症状		分值
躯体症状	□全身乏力　　□"四流"症状 □食欲减退　　□恶心、呕吐 □头晕、头疼　□胸闷气短 □腹痛腹泻　　□睡眠困难 □少尿、无尿　□肌肉骨骼酸痛 □其他症状		无症状，得 3 分； 具有 1～2 项症状，得 2 分； 具有 3～4 项症状，得 1 分； 超过 4 项，得 0 分
精神症状	□烦躁不安　　□暴躁易怒 □焦虑失眠　　□记忆减退 □幻听、幻视　□精神错乱 □胡言乱语　　□紧张敏感 □情绪激动　　□被害妄想 □自伤自残倾向　□其他症状		

4. 行为表现（4 分）

服从管理教育，自觉遵守所规所纪的，得 4 分；行为规范良好的，得 2 分；承认违法事实，戒治积极主动的，得 2 分；反之，相关项不得分。

第二节　强制隔离戒毒人员生理脱毒期基本工作

戒毒人员入所 7 日内，戒毒所应当为其建立《强制隔离戒毒诊断评估手册》，详细记载其医疗戒毒、心理矫治、康复训练、教育矫正、行为表现、康复劳动等情况，作为诊断评估依据。

健康是体质状况的反映和表现，科学有效的信息管理是保障强制隔离戒毒体质测试工作开展的重要环节[17]。为了保障强制隔离戒毒工作科学有效地进行，司法行政机关在强制隔离戒毒人员生理脱毒期的基本工作是对每位戒毒人员进行信息的登记、建档和管理。戒毒人员信息是指与戒毒人员的健康或疾病相关的信息总和，主要包括健康信息资料的采集，信息的组织、传递和利用等。戒毒人员信息管理是对戒毒人员的信息进行全面管理的过程，通过收集戒毒人员信息，可以评价戒毒人员健康状况，从而制订健康计划、实施戒毒康复训练工作，达到改善其健康状况、提高生命质量和降低复吸率的目的。强制隔离戒毒人员信息管理主要内容包括基本信息管理、健康体检信息管理、心理健康评估、药物滥用监测调查、运动准备等方面。

一、强制隔离戒毒人员基本信息管理

《司法行政机关强制隔离戒毒工作规定》第三章第十四条指出："强制隔离戒毒所接收戒毒人员，应当填写强制隔离戒毒人员入所登记表，查收戒毒人员在公安机关强制隔离戒毒期间的相关材料。"戒毒人员档案管理的主要内容就是做好基本信息登记。基本信息登记表如表 2-2-1 所示。

表 2-2-1　基本信息登记表

姓名		性别		民族		
出生年月日		别名		籍贯		
文化程度		婚姻状况				1 寸免冠照片
身份证号码						
户籍所在地和住址						
入所前工作单位				入所前职业		
前科情况	服刑次数、社区戒毒次数、强制戒毒次数、强制隔离戒毒次数					
吸毒史	首次吸毒时间			吸毒方式		
	吸毒种类					
	吸毒年限					
强制隔离戒毒期限	入所日期			开始时间		
	预计结束时间					
违法记录						
家庭成员	姓名	与本人关系		工作单位		联系电话

1. "姓名"栏

在接收戒毒人员时要核实戒毒人员身份姓名，以身份证中所显示的为准，少数民族应在姓名后面再填写汉语译名，填写时字迹清楚端正。

2. "性别"栏

性别以身份证中所记载的为准。

3. "民族"栏

在"民族"栏填写民族的全称，以身份证中所记载的为准，如汉族、苗族、布依族、黎族等。不能写简称。

4. "出生年月日"栏

戒毒人员的出生年月日以公历时间为准，一般以"强制隔离戒毒人员决定书"或居民身份证中所记载的出生年月日为准进行登记。出生年月日要写作"年.月.日"，如"1980.01.01"。

5. "别名"栏

别名指除身份证上的正规名字外的曾用名、代名、绰号、笔名、乳名等。

6. "籍贯"栏

籍贯是指戒毒人员的原籍或祖籍。

7. "文化程度"栏

文化程度以国家承认的最高学历为准。根据国家文化程度代码标准，文化程度从大类上可分为研究生，大学本科（简称本科），大学专科和专科学校，中等专业学校（简称中专）或中等技术学校（简称中技）、技工学校，高中，初中，小学，文盲或半文盲。

8. "婚姻状况"栏

"婚姻状况"栏需根据戒毒人员的实际婚姻状况填入，一般分为"未婚、已婚、离异、丧偶"4 种状况。

9. "身份证号码"栏

"身份证号码"栏中应正确填写身份证号码。

10. "户籍所在地和住址"栏

"户籍所在地和住址"栏中必须清楚详细地填写戒毒人员的户籍所在地和住址，不能简写或缩写。

11. "照片"栏

照片要统一格式，以近期 1 寸免冠照片为准。

12. "入所前工作单位"栏

"入所前工作单位"栏中应填写戒毒人员在被公安机关抓获，执行强制隔离戒毒决定前所在工作单位的名称和地址。

13. "入所前职业"栏

"入所前职业"栏中应填写戒毒人员在被公安机关抓获，执行强制隔离戒毒决定前所从事的具体工作及工作状况。

14. "前科情况"栏

在"前科情况"栏相应处填写戒毒人员入所前的服刑、社区戒毒、强制戒毒、强制隔离戒毒的次数等。

15. "吸毒史"栏

在"吸毒史"栏相应处填写戒毒人员首次吸毒时间、吸毒方式、吸毒种类、吸毒年限。

16. "强制隔离戒毒期限"栏

在"强制隔离戒毒期限"栏填写本次强制隔离戒毒人员入所日期、开始时间及预计结束时间。

17. "违法记录"栏

"违法记录"栏中主要填写戒毒人员历次的违法犯罪记录（管制、拘役、徒刑、劳教、强制隔离戒毒），按照时间顺序填写。

18. "家庭成员"栏

"家庭成员"栏中填写直系亲属（如父母、配偶、子女）的相关信息。

二、强制隔离戒毒人员健康体检信息管理

依据《司法行政机关强制隔离戒毒工作规定》第三章第十二条："强制隔离戒毒所接收戒毒人员时，应当核对戒毒人员身份，进行必要的健康检查，填写强制隔离戒毒人员入所健康状况检查表。"第五章第三十六条："强制隔离戒毒所应当定期对戒毒人员进行身体检查。对患有疾病的戒毒人员，应当及时治疗。对患有传染病的戒毒人员，应当按照国家有关规定采取必要的隔离治疗措施。"戒毒人员健康体检信息管理是用于戒毒人员入所初、隔离戒毒期间、出所前的体检信息添加，具体的录入信息如表 2-2-2 所示。

表 2-2-2 戒毒人员健康体检表

检查日期： 年 月 日						
姓名		性别		年龄		体检编号	
	既往史					
药物滥用史	滥用药物种类	□海洛因 □冰毒 □摇头丸 □其他（请注明）				
	末次滥用药物时间	年 月 日				
	吸毒史	吸毒方式	□烫吸 □注射 □其他			
		吸毒年限				
	戒毒史	□无 □有：强制戒毒次数、自愿戒毒次数				
一般情况	身高	cm	体重	kg	身体质量指数	
	营养	□良好 □一般 □差		血压		mmHg
	皮肤	□无损害 □文身 □疤痕 □灼痕 □其他（请注明）：				
	淋巴结肿大	□无 □有（请注明）：				

续表

头部	眼	□正常 □异常（请注明）：
	耳朵	□正常 □异常（请注明）：
	鼻	□正常 □异常（请注明）：
	牙齿	□正常 □龋齿 □缺牙 □残根 □其他异常（请注明）：
	咽部	充血：□有 □无
	扁桃体	□正常 □肿大 □脓点
颈部	甲状腺	□正常 □肿大（请注明原因）：
	结节	□无 □有（请注明）：
胸部	外形	□正常 □扁平胸 □桶状胸 □鸡胸 □其他异常（请注明）：
	肺	□正常 □异常（请注明）：
	心率	次/min □规则 □不规则（请注明）：
	其他（请注明）	
腹部	外形	□平坦 □膨隆 □舟状腹 压痛：□无 □有（请注明）： 反跳痛：□无 □有（请注明）：
	肝	□正常 □异常（请注明）：
	脾	□正常 □异常（请注明）：
	肾区叩击痛	□无 □有（请注明）：
	其他（请注明）	
运动系统	脊椎	□正常 □异常（请注明）：
	四肢	□正常 □异常（请注明）：
神经系统	头颅	□正常 □异常（请注明）：
	感觉功能	□正常 □异常（请注明）：
	病理反射	□正常 □异常（请注明）：
	其他（请注明）	
精神检查	合作程度	□合作 □欠合作 □不合作 □抗拒
	意识状况	□正常 □异常（请注明）：
	情感活动	□正常 □低落 □焦虑 □情绪不稳定 □自伤或自杀念头 □其他异常（请注明）：
	意志行为	□正常 □意志减退 □自伤或自杀行为 □其他异常（请注明）：
	其他（请注明）	

续表

辅助检查	HIV 抗体检测	□阴性　□阳性　□未测
	梅毒螺旋体抗体检测	□阴性　□阳性　□未测
	尿液毒品检测	□阴性　□阳性　□未测
	尿道分泌物涂片检测	□阴性　□阳性　□未测
	肝功能检测	
	放射检查	
	超声波检查	
	心电图检查	
	其他（请注明）	
体检结果		医生签名： 年　月　日
医院意见		负责人签名： 年　月　日
备注		

（一）基本信息

戒毒人员健康体检基本信息包括：检查日期、姓名、性别、年龄、体检编号、既往史（既往的健康状况和所患疾病的病史）。

（二）药物滥用史

（1）滥用药物种类：海洛因、冰毒、摇头丸、其他（需要注明）。

（2）末次滥用药物时间：年月日。

（3）吸毒史：吸毒方式（烫吸、注射或其他）、吸毒年限（满 1 年具体到年，不满 1 年具体到月）。

（4）戒毒史：无或有。选择有则填写强制戒毒次数、自愿戒毒次数。

（三）医院健康体检

1. 一般情况

（1）身高（cm）、体重（kg）、身体质量指数（Body Mass Index，BMI）。
（2）营养：良好、一般、差。
（3）血压：毫米汞柱（mmHg）。
（4）皮肤：无损害、文身、疤痕、灼痕、其他（需要注明）。
（5）淋巴结肿大：无或有，选择有则需要注明。

2. 头部

（1）眼：正常、异常（需要注明）。
（2）耳朵：正常、异常（需要注明）。
（3）鼻：正常、异常（需要注明）。
（4）牙齿：正常、龋齿、缺牙、残根、其他异常（需要注明）。
（5）咽部：充血（有或无）。
（6）扁桃体：正常、肿大、脓点。

3. 颈部

（1）甲状腺：正常、肿大（需要注明原因）。
（2）结节：无或有，选择有则需要注明。

4. 胸部

（1）外形：正常、扁平胸、桶状胸、鸡胸、其他异常（需要注明）。
（2）肺：正常、异常（需要注明）。
（3）心率：次/min，规则、不规则（需要注明）。
（4）其他：如有其他情况需要注明。

5. 腹部

（1）外形：平坦、膨隆、舟状腹，压痛（无或有，选择有则需要注明）、反跳痛（无或有，选择有则需要注明）。
（2）肝：正常、异常（需要注明）。

（3）脾：正常、异常（需要注明）。

（4）肾区叩击痛：无或有，选择有则需要注明。

（5）其他：如有其他情况，则需要注明。

6. 运动系统

（1）脊椎：正常、异常（需要注明）。

（2）四肢：正常、异常（需要注明）。

7. 神经系统

（1）头颅：正常、异常（需要注明）。

（2）感觉功能：正常、异常（需要注明）。

（3）病理反射：正常、异常（需要注明）。

（4）其他：如有其他情况，则需要注明。

8. 精神检查

（1）合作程度：合作、欠合作、不合作、抗拒。

（2）意识状况：正常、异常（需要注明）。

（3）情感活动：正常、低落、焦虑、情绪不稳定、自伤或自杀念头、其他异常（需要注明）。

（4）意志行为：正常、意志减退、自伤或自杀行为、其他异常（需要注明）。

（5）其他：如有其他情况，则需要注明。

9. 辅助检查

（1）HIV（Human Immunodeficiency Virus，艾滋病病毒）抗体检测：阴性、阳性、未测。

（2）梅毒螺旋体抗体检测：阴性、阳性、未测。

（3）尿液毒品检测：阴性、阳性、未测。

（4）尿道分泌物涂片检测：阴性、阳性、未测。

（5）肝功能检测。

（6）放射检查。

（7）超声波检查。

（8）心电图检查。

（9）其他：如有其他情况，则需要注明。

10. 体检结果

体检医生评定体检结果，并附上医生签名、签名日期。

11. 医院意见

医院出具医院意见，并附上负责人签名、签名日期。

12. 备注

如有其他情况，则需要注明。

三、强制隔离戒毒人员心理健康评估

依据《司法行政机关强制隔离戒毒工作规定》第五章第三十九条："强制隔离戒毒所应当建立戒毒人员心理健康档案，开展心理健康教育，提供心理咨询，对戒毒人员进行心理治疗；对心理状态严重异常或者有行凶、自伤、自残等危险倾向的戒毒人员应当实施心理危机干预。"针对戒毒人员的心理健康评估可以通过心理评估量表完成，也可以进行面对面咨询，填写相关心理评估信息。

（一）心理评估量表

心理评估又称为心理测量，是指依据一定的心理学理论，使用一定的操作程序，给人的能力、人格及心理健康等心理特性和行为确定出一种数量化的价值。目前用于心理测量的各种心理测验和心理量表有很多，常用于戒毒人员心理健康评估的有：症状自评量表，又称 90 项症状清单（Symptom Check List 90，SCL-90）；抑郁自评量表（Self-rating Depression Scale，SDS）；焦虑自评量表（Self-rating Anxiety Scale，SAS）；综合评估量表——药物成瘾者生命质量测定量表（Quality of Life Scale for Drug Addicts，QOL-DA）等。

1. 症状自评量表

症状自评量表是为了评定个体在感觉、情绪、思维、行为直至生活习惯、人际关系、饮食睡眠等方面的心理健康症状而设计的，该量表包括 90 个条目，共包含躯体化、强迫症状、人际关系敏感、抑郁、焦虑、敌对、恐怖、偏执和精神病性9个分量表，以此评定一个人是否有心理症状及其严重程度如何。量表测试得分结果，总分超过160分，或阳性项目数超过43项，或任一因子分超过2分，须考虑筛选阳性，并考虑进一步检查[18]。症状自评量表如表2-2-3所示。

表 2-2-3　症状自评量表

症状	程度				
1. 头痛	□没有	□很轻	□中等	□偏重	□严重
2. 神经过敏，心中不踏实	□没有	□很轻	□中等	□偏重	□严重
3. 头脑中有不必要的想法或字句盘旋	□没有	□很轻	□中等	□偏重	□严重
4. 头昏或昏倒	□没有	□很轻	□中等	□偏重	□严重
5. 对异性的兴趣减退	□没有	□很轻	□中等	□偏重	□严重
6. 对旁人责备求全	□没有	□很轻	□中等	□偏重	□严重
7. 感到别人能控制你的思想	□没有	□很轻	□中等	□偏重	□严重
8. 责怪别人制造麻烦	□没有	□很轻	□中等	□偏重	□严重
9. 记忆力差	□没有	□很轻	□中等	□偏重	□严重
10. 担心自己衣饰不整齐及仪态不端正	□没有	□很轻	□中等	□偏重	□严重
11. 容易烦恼和激动	□没有	□很轻	□中等	□偏重	□严重
12. 胸痛	□没有	□很轻	□中等	□偏重	□严重
13. 害怕空旷的场所或街道	□没有	□很轻	□中等	□偏重	□严重
14. 感到自己的精力下降、活动减慢	□没有	□很轻	□中等	□偏重	□严重
15. 想结束自己的生命	□没有	□很轻	□中等	□偏重	□严重
16. 听到旁人听不到的声音	□没有	□很轻	□中等	□偏重	□严重
17. 发抖	□没有	□很轻	□中等	□偏重	□严重
18. 感到大多数人都不可信任	□没有	□很轻	□中等	□偏重	□严重
19. 胃口不好	□没有	□很轻	□中等	□偏重	□严重
20. 容易哭泣	□没有	□很轻	□中等	□偏重	□严重
21. 同异性相处时感到害羞不自在	□没有	□很轻	□中等	□偏重	□严重
22. 感到受骗、中了圈套或有人想抓自己	□没有	□很轻	□中等	□偏重	□严重
23. 无缘无故地突然感到害怕	□没有	□很轻	□中等	□偏重	□严重
24. 自己不能控制地大发脾气	□没有	□很轻	□中等	□偏重	□严重
25. 怕单独出门	□没有	□很轻	□中等	□偏重	□严重
26. 经常责怪自己	□没有	□很轻	□中等	□偏重	□严重
27. 腰痛	□没有	□很轻	□中等	□偏重	□严重
28. 感到难以完成任务	□没有	□很轻	□中等	□偏重	□严重
29. 感到孤独	□没有	□很轻	□中等	□偏重	□严重

续表

症状	程度				
30．感到苦闷	□没有	□很轻	□中等	□偏重	□严重
31．过分担忧	□没有	□很轻	□中等	□偏重	□严重
32．对事物不感兴趣	□没有	□很轻	□中等	□偏重	□严重
33．感到害怕	□没有	□很轻	□中等	□偏重	□严重
34．感情容易受到伤害	□没有	□很轻	□中等	□偏重	□严重
35．别人能知道自己的想法	□没有	□很轻	□中等	□偏重	□严重
36．感到别人不理解自己、不同情自己	□没有	□很轻	□中等	□偏重	□严重
37．感到人们对自己不友好、不喜欢自己	□没有	□很轻	□中等	□偏重	□严重
38．做事必须做得很慢以保证做得正确	□没有	□很轻	□中等	□偏重	□严重
39．心跳得很厉害	□没有	□很轻	□中等	□偏重	□严重
40．恶心或胃部不舒服	□没有	□很轻	□中等	□偏重	□严重
41．感到比不上他人	□没有	□很轻	□中等	□偏重	□严重
42．肌肉酸痛	□没有	□很轻	□中等	□偏重	□严重
43．感到有人在监视自己、谈论自己	□没有	□很轻	□中等	□偏重	□严重
44．难以入睡	□没有	□很轻	□中等	□偏重	□严重
45．做事必须反复检查	□没有	□很轻	□中等	□偏重	□严重
46．难以做出决定	□没有	□很轻	□中等	□偏重	□严重
47．怕乘电车、公共汽车、地铁或火车	□没有	□很轻	□中等	□偏重	□严重
48．呼吸有困难	□没有	□很轻	□中等	□偏重	□严重
49．一阵阵发冷或发热	□没有	□很轻	□中等	□偏重	□严重
50．因为感到害怕而避开某些东西、场合或活动	□没有	□很轻	□中等	□偏重	□严重
51．脑子变空了	□没有	□很轻	□中等	□偏重	□严重
52．身体发麻或刺痛	□没有	□很轻	□中等	□偏重	□严重
53．喉咙有梗塞感	□没有	□很轻	□中等	□偏重	□严重
54．感到对前途没有希望	□没有	□很轻	□中等	□偏重	□严重
55．不能集中注意力	□没有	□很轻	□中等	□偏重	□严重
56．感到身体的某一部分较弱无力	□没有	□很轻	□中等	□偏重	□严重
57．感到紧张或容易紧张	□没有	□很轻	□中等	□偏重	□严重
58．感到手或脚发沉	□没有	□很轻	□中等	□偏重	□严重
59．想到有关死亡的事	□没有	□很轻	□中等	□偏重	□严重
60．吃得太多	□没有	□很轻	□中等	□偏重	□严重
61．当别人看着自己或谈论自己时感到不自在	□没有	□很轻	□中等	□偏重	□严重
62．有一些不属于自己的想法	□没有	□很轻	□中等	□偏重	□严重
63．有想打人或伤害他人的冲动	□没有	□很轻	□中等	□偏重	□严重

续表

症状	程度				
64. 醒得太早	□没有	□很轻	□中等	□偏重	□严重
65. 必须反复洗手、点数目或触摸某些东西	□没有	□很轻	□中等	□偏重	□严重
66. 睡得不稳不深	□没有	□很轻	□中等	□偏重	□严重
67. 有想摔坏或破坏东西的冲动	□没有	□很轻	□中等	□偏重	□严重
68. 有一些别人没有的想法或念头	□没有	□很轻	□中等	□偏重	□严重
69. 感到对别人神经过敏	□没有	□很轻	□中等	□偏重	□严重
70. 在商店或电影院等人多的地方感到不自在	□没有	□很轻	□中等	□偏重	□严重
71. 感到任何事情都很难做	□没有	□很轻	□中等	□偏重	□严重
72. 一阵阵恐惧或惊恐	□没有	□很轻	□中等	□偏重	□严重
73. 感到在公共场合吃东西很不舒服	□没有	□很轻	□中等	□偏重	□严重
74. 经常与人争论	□没有	□很轻	□中等	□偏重	□严重
75. 单独一人时神经很紧张	□没有	□很轻	□中等	□偏重	□严重
76. 感到别人对自己的成绩没有做出恰当的评价	□没有	□很轻	□中等	□偏重	□严重
77. 即使和别人在一起也感到孤单	□没有	□很轻	□中等	□偏重	□严重
78. 感到坐立不安、心神不宁	□没有	□很轻	□中等	□偏重	□严重
79. 感到自己没有什么价值	□没有	□很轻	□中等	□偏重	□严重
80. 感到熟悉的东西变得陌生或不像是真的	□没有	□很轻	□中等	□偏重	□严重
81. 大叫或摔东西	□没有	□很轻	□中等	□偏重	□严重
82. 害怕会在公共场合昏倒	□没有	□很轻	□中等	□偏重	□严重
83. 感到别人想占自己的便宜	□没有	□很轻	□中等	□偏重	□严重
84. 为一些有关"性"的想法而很苦恼	□没有	□很轻	□中等	□偏重	□严重
85. 认为应该因为自己的过错而受到惩罚	□没有	□很轻	□中等	□偏重	□严重
86. 感到要赶快把事情做完	□没有	□很轻	□中等	□偏重	□严重
87. 感到自己的身体有严重问题	□没有	□很轻	□中等	□偏重	□严重
88. 从未感到和其他人很亲近	□没有	□很轻	□中等	□偏重	□严重
89. 感到自己有罪	□没有	□很轻	□中等	□偏重	□严重
90. 感到自己的脑子有问题	□没有	□很轻	□中等	□偏重	□严重

（1）计分方法：选"没有"计 1 分，选"很轻"计 2 分，选"中等"计 3 分，选"偏重"计 4 分，选"严重"计 5 分。将因子 F1（躯体化）、F2（强迫症状）、F3（人际关系敏感）、F4（抑郁）、F5（焦虑）、F6（敌对）、F7（恐怖）、F8（偏执）、F9（精神病性）各自包含的项目得分分别累计相加，即可得到各个因子的累计得分；将各个因子的累计得分除以其相应的项目数，即可得到各个因子的因子

分数——T分数。例如，若躯体化一项合计分为8，项目数为8，则因子分数为1。

（2）症状自评量表主要提供以下分析指标：总分——90个项目各单项得分相加，最低分为90分，最高分为450分；总均分＝总分÷90，表示总的来看，被试的自我感觉介于1～5的哪一个范围；阴性项目数——被试"无症状"的项目有多少；阳性项目数——被试"有症状"的项目有多少；阳性项目均分——"有症状"项目的平均得分，可以看出被试自我感觉不佳的程度究竟在哪个范围。

2. 抑郁自评量表

抑郁自评量表是一种测量抑郁的工具，量表使用简便并可直观地反映抑郁患者的主观感受，适用于具有抑郁症状的成年人[19]。量表内容包括精神性-情感症状2个项目、躯体性障碍8个项目、精神运动性障碍2个项目、抑郁性心理障碍8个项目，共计20个项目。若为正向评分题，则依次评为1分、2分、3分、4分；若为反向评分题，则依次评为4分、3分、2分、1分。待评定结束后，把20个项目中的各项分数相加得到粗分（X），然后将粗分乘以1.25以后取整数部分，就得标准分（Y）。按照中国常模结果，抑郁自评量表标准分的分界值为53分，其中53～62分为轻度抑郁，63～72分为中度抑郁，73分以上为重度抑郁。抑郁自评量表如表2-2-4所示。

表2-2-4　抑郁自评量表

题目	没有或很少时间	小部分时间	相当多时间	绝大部分或全部时间
1. 我觉得闷闷不乐，情绪低沉	□	□	□	□
2. 我觉得一天之中早晨最好	□	□	□	□
3. 我一阵阵地哭出来或是想哭	□	□	□	□
4. 我晚上睡眠不好	□	□	□	□
5. 我吃得和平时一样多	□	□	□	□
6. 我与异性接触时和以往一样感到愉快	□	□	□	□
7. 我发觉我的体重在下降	□	□	□	□
8. 我有便秘的苦恼	□	□	□	□
9. 我心跳比平时快	□	□	□	□
10. 我无缘无故感到疲乏	□	□	□	□
11. 我的头脑和平时一样清醒	□	□	□	□

续表

题目	没有或很少时间	小部分时间	相当多时间	绝大部分或全部时间
12. 我觉得经常做的事情并没有困难	□	□	□	□
13. 我觉得不安且平静不下来	□	□	□	□
14. 我对将来抱有希望	□	□	□	□
15. 我比平常容易激动	□	□	□	□
16. 我觉得做出决定是容易的	□	□	□	□
17. 我觉得自己是个有用的人,有人需要我	□	□	□	□
18. 我的生活过得很有意思	□	□	□	□
19. 我认为如果我死了别人会生活得更好	□	□	□	□
20. 我对平常感兴趣的事仍然感兴趣	□	□	□	□

3. 焦虑自评量表

焦虑自评量表从量表结构的形式到具体评定方法都与抑郁自评量表十分相似,它用于评定患者焦虑的主观感受及其在治疗中的变化,适用于具有焦虑症状的成年人[20]。本量表含有 20 个反映焦虑主观感受的项目,每个项目按症状出现的频度分为 4 级评分,若为正向评分题,则依次评为 1 分、2 分、3 分、4 分;若为反向评分题,则依次评为 4 分、3 分、2 分、1 分。20 个项目得分相加即得粗分(X),经过公式换算,即用粗分乘以 1.25 以后取整数部分,得到标准分(Y)。按照中国常模结果,焦虑自评量表标准差的分界值为 50 分,其中 50~59 分为轻度焦虑,60~69 分为中度焦虑,69 分以上为重度焦虑。焦虑自评量表如表 2-2-5 所示。

表 2-2-5 焦虑自评量表

题目	没有或很少时间	小部分时间	相当多时间	绝大部分或全部时间
1. 我觉得比平常容易紧张和着急(焦虑)	□	□	□	□
2. 我无缘无故地感到害怕(害怕)	□	□	□	□
3. 我容易心里烦乱或觉得惊恐(惊恐)	□	□	□	□
4. 我觉得我可能将要发疯(发疯感)	□	□	□	□
5. 我觉得一切都很好,也不会发生什么不幸(不幸预感)	□	□	□	□

续表

题目	没有或很少时间	小部分时间	相当多时间	绝大部分或全部时间
6. 我手脚发抖打战（手足颤抖）	☐	☐	☐	☐
7. 我因为头疼、头颈痛和背痛而苦恼（头疼）	☐	☐	☐	☐
8. 我感到容易衰弱和疲乏（乏力）	☐	☐	☐	☐
9. 我觉得心烦意乱，并且不容易安静坐着（静坐不能）	☐	☐	☐	☐
10. 我觉得心跳得很快（心悸）	☐	☐	☐	☐
11. 我因为一阵阵头晕而苦恼（头晕）	☐	☐	☐	☐
12. 晕厥发作或我觉得要晕倒似的（晕厥感）	☐	☐	☐	☐
13. 我呼气、吸气都感到很不容易（呼吸困难）	☐	☐	☐	☐
14. 我手脚麻木和刺痛（手足刺痛）	☐	☐	☐	☐
15. 我因为胃痛和消化不良而苦恼（胃痛和消化不良）	☐	☐	☐	☐
16. 我常常要小便（尿意频数）	☐	☐	☐	☐
17. 我的手脚常常是温暖的（多汗）	☐	☐	☐	☐
18. 我脸红发热（面部潮红）	☐	☐	☐	☐
19. 我不容易入睡，并且一夜睡得不好（睡眠障碍）	☐	☐	☐	☐
20. 我做噩梦	☐	☐	☐	☐

4. 药物成瘾者生命质量测定量表

药物成瘾者生命质量测定量表主要用于戒毒人员的生命质量评定，以便探讨不同戒毒模式和不同康复手段的生命质量的变化规律及影响因素。该量表包括精神心理功能（包括情绪、认知、自尊等）、躯体机能（包括躯体运动、睡眠与精力等）、社会功能（包括社会支持和适应、家庭与工作等）和戒断症状及毒副作用4个维度。该量表为自评式，评分方式采用5级评定法，条目33～41为正向条目，直接计1～5分；其余为逆向条目，计分方式为反向计分。药物成瘾者生命质量测定量表如表2-2-6所示。

表 2-2-6　药物成瘾者生命质量测定量表

姓名（编号）：		性别：	填表日期：		

请仔细阅读每一条目，根据最近一星期内您的实际情况或感觉（有无及轻重程度），在 5 个方格中选择一格，画"√"

题目	答案				
	没有	很轻	中等	较重	严重
	1	2	3	4	5
1. 您感到自己精力下降、活动减慢吗	□	□	□	□	□
2. 您感到身体某些部位软弱无力吗	□	□	□	□	□
3. 您感到头昏眼花或晕眩吗	□	□	□	□	□
4. 您的性欲或对异性的兴趣减退了吗	□	□	□	□	□
5. 您是否感到记忆力下降	□	□	□	□	□
6. 您是否感到事事都很费力	□	□	□	□	□
7. 您感到寂寞孤独吗	□	□	□	□	□
8. 您感到忧郁苦闷吗	□	□	□	□	□
9. 您对未来感到失望吗	□	□	□	□	□
10. 您感到大多数人都不可信任吗	□	□	□	□	□
11. 您感到自己没有什么价值吗	□	□	□	□	□
12. 您感到别人不理会您、不同情您吗	□	□	□	□	□
13. 您在单位（家里）的地位因吸毒而受影响吗	□	□	□	□	□
14. 您只有依赖某些物质（酒、药品）才感到舒服吗	□	□	□	□	□
15. 您感到缺乏安全感吗	□	□	□	□	□
16. 您感到不自由吗	□	□	□	□	□
17. 您感到自己有罪吗	□	□	□	□	□
18. 您吸毒给亲友带来了巨大痛苦吗	□	□	□	□	□
19. 您吸毒给家庭经济带来严重困难吗	□	□	□	□	□
20. 流眼泪或流鼻涕	□	□	□	□	□
21. 腹部或其他部位肌肉痉挛	□	□	□	□	□
22. 小腿抽筋	□	□	□	□	□
23. 一阵阵地发冷或发热	□	□	□	□	□
24. 恶心或呕吐	□	□	□	□	□
25. 腹泻	□	□	□	□	□
26. 胃痉挛性疼痛	□	□	□	□	□
27. 出汗	□	□	□	□	□
28. 发抖	□	□	□	□	□

续表

题目	答案				
您有下列症状吗？程度如何	没有	很轻	中等	较重	严重
	1	2	3	4	5
29. 呼吸困难	☐	☐	☐	☐	☐
30. 起鸡皮疙瘩	☐	☐	☐	☐	☐
您有下列症状吗？程度如何	根本不容易	有点容易	容易	很容易	极容易
	1	2	3	4	5
31. 您容易烦恼吗	☐	☐	☐	☐	☐
32. 您容易激动吗	☐	☐	☐	☐	☐
33. 您与别人交流容易吗	☐	☐	☐	☐	☐
您有下列症状吗？程度如何	根本不能	有点能	中等能	很能	极能
	1	2	3	4	5
34. 您能集中注意力吗	☐	☐	☐	☐	☐
35. 您能适应周围环境吗	☐	☐	☐	☐	☐
36. 您能得到家庭的帮助吗	☐	☐	☐	☐	☐
37. 您能得到朋友的帮助吗	☐	☐	☐	☐	☐
您有下列症状吗？程度如何	很差	差	不好也不差	好	很好
	1	2	3	4	5
38. 您觉得您的家庭好吗	☐	☐	☐	☐	☐
39. 您食欲怎么样	☐	☐	☐	☐	☐
40. 您睡眠怎么样	☐	☐	☐	☐	☐
41. 您对自己总体健康状况怎样评价	☐	☐	☐	☐	☐

（二）心理咨询与评估

针对戒毒人员的心理健康评估也可以面对面地进行咨询，这也是运用心理学的方法对心理适应方面出现问题并企求解决问题的求询者提供心理援助的过程。咨询师在对戒毒人员进行心理咨询和评估时，需要填写相关心理评估信息，如评估对象、所属大队、咨询师等，以及评估基本指标内容，最后形成心理健康状况评估报告，如表2-2-7所示。

表 2-2-7　心理健康状况评估报告

评估对象:		所属大队:		咨询师:	
认知方式	自我意识	客观地认识自己和评价自己		☐能	☐不能
		适当的自尊心、自信心		☐有	☐没有
	社会认知	正确认识评价社会		☐能	☐不能
		对人对事正确归因		☐能	☐不能
		看问题绝对化、片面化和极端化		☐是	☐不是
意志力	勇于自省	冷静地回顾自己的言行，克服自己的缺点		☐能	☐不能
	自我控制力	认识到自控的重要性		☐能	☐不能
		调节、控制情绪情感冲突		☐能	☐不能
		抑制冲动，抵制诱惑		☐能	☐不能
社会人际关系	人际交往能力	听取别人的意见，理解他人		☐能	☐不能
		用恰当的方式表达自己的想法和意见		☐能	☐不能
		自觉与他人保持融洽协调的关系		☐能	☐不能
		有一定处理矛盾冲突的能力		☐有	☐没有
适应能力	心理改善	掌握自我心理调节形成积极心态的方法		☐能	☐不能
		保持较好的情绪状态		☐能	☐不能
	挫折承受力	理性认识挫折，积极调适心理，理智面对并战胜遇到的挫折		☐能	☐不能
总评					
矫治意见					

1. 认知方式

（1）自我意识：客观地认识自己和评价自己（选填：能/不能）；适当的自尊心、自信心（选填：有/没有）。

（2）社会认知：正确认识评价社会（选填：能/不能）；对人对事正确归因（选填：能/不能）；看问题绝对化、片面化和极端化（选填：是/不是）。

2. 意志力

（1）勇于自省：冷静地回顾自己的言行，克服自己的缺点（选填：能/不能）。

（2）自我控制力：认识到自控的重要性（选填：能/不能）；调节、控制情绪情感冲突（选填：能/不能）；抑制冲动，抵制诱惑（选填：能/不能）。

3．社会人际关系

人际交往能力：听取别人的意见，理解他人（选填：能/不能）；用恰当的方式表达自己的想法和意见（选填：能/不能）；自觉与他人保持融洽协调的关系（选填：能/不能）；有一定处理矛盾冲突的能力（选填：有/没有）。

4．适应能力

（1）心理改善：掌握自我心理调节形成积极心态的方法（选填：能/不能）；保持较好的情绪状态（选填：能/不能）。

（2）挫折承受力：理性认识挫折，积极调适心理，理智面对并战胜遇到的挫折（选填：能/不能）。

5．总评（填写）

6．矫治意见（填写）

四、强制隔离戒毒人员药物滥用监测调查

《司法行政机关强制隔离戒毒工作规定》第五章第三十四条指出："强制隔离戒毒所应当根据戒毒人员吸食、注射毒品的种类、成瘾程度和戒断症状等进行有针对性的生理治疗、心理治疗和身体康复训练。"戒毒人员药物滥用监测调查用于单个戒毒人员的吸毒药物调查信息添加，录入信息如表2-2-8所示。

表 2-2-8　药物滥用监测调查表

在各项适当空格内画"√"或填写相关内容 录入时间：　　年　月　日	
基本信息	
姓名：	性别：
身份证号：	病例号：
民族：	出生日期：　　年　月　日
户籍所在地：省市县（区）	
现居住住址（无可不填）：省市县（区）	
婚姻状况： □未婚　□未婚同居　□已婚　□离婚　□丧偶 □其他（请标注）：	

续表

基本信息
就业情况： □无业　□个体经营　□娱乐场所从业　□演艺人员 □交通运输人员　□公务员　□自由职业者　□农民 □在校学生　□企业职工（含工人）　□外企（含合资人员） □其他（请标注）：
文化程度： □文盲　□小学　□初中　□高中（含中专技校） □大学（含大专）　□大学以上
药物滥用监测调查
初次滥用药物时间：　　年　月　日
曾经使用/滥用过的药物（多项选择）： □海洛因　□鸦片　□吗啡　□哌替啶（杜冷丁）　□二氢埃托啡　□美沙酮 □大麻　□安钠咖　□冰毒　□摇头丸　□氯胺酮　□三唑酮　□安定 □舒乐安定　□阿普唑仑（佳静安定） □其他安定类药物（请写出药物名字）： □丁丙诺啡片剂　□曲马朵　□甘草片　□福尔可定 □其他类药物（请写出药物名字）： 上述所选的药物中主要滥用种类是哪几种（可以多种）：
主要滥用场所（多项选择）： □居家住所　□暂住地/宾馆　□歌舞厅/酒吧/游戏厅/网吧　□无固定点 □其他（请注明）：
主要药物来源（多项选择）： （1）获得地：省市县（区） （2）获得途径：□亲友提供　□同伴提供　□娱乐场所　□零售药店/个体诊所 □医院　□偷窃 □其他（请注明）：
滥用药物原因（多项选择）： □家人/同伴影响　□满足好奇心　□追求欣慰/刺激　□空虚无聊，为了消遣 □吸毒环境或者情景的影响　□满足对药物的渴求感　□缓解烦恼、抑郁等不良情绪 □解除阶段症状（如骨、关节、肌肉疼痛，失眠等） □其他（请注明）：
滥用药物方式（多项选择）： □静脉注射　□肌肉注射、皮下注射　□烫吸　□香烟吸　□口服　□溶入饮料 □其他（请注明）：
是否与他人共用过注射器（例如，将自己用过的注射器借给别人使用，或借用别人用过的注射器）：□是　□否
滥用药物用量及花费： 进入戒毒所前，每日滥用药物量（克/片/支）； 进入戒毒所前，每日滥用药物花费（约多少元）：

续表

药物滥用监测调查
滥用药物资费来源（多项选择）： □个人收入/积蓄　□家人/亲戚提供　□借贷　□变卖家产　□蒙骗他人钱财 □窃取别人钱物　□抢夺财物　□提供性服务　□以贩养吸 □其他（请注明）：
本次是否第一次脱毒：□是　□否 选"是"则继续填写脱毒次数：　次； 选"是"则继续填写脱毒后再次滥用药物的相隔时间：　天
本次尿（体）检： （1）□未做　□阴性　□阳性 （2）检测滥用药物种类：□阿片类　□苯丙胺类 □其他（请注明）：
HIV检测结果：□未做检查　□阴性　□阳性
因滥用药物感染病： （1）性病：□梅毒　□淋病　□软下疳　□尖锐湿疣 □其他不明性病（请注明）： □未做检查 （2）其他疾病（请注明）：
本次是否收治：□收治　□未收治
本次脱毒治疗方式（多项选择）： □未给予药物或医械治疗 □药物治疗：主要脱毒药物： □医械治疗：采用医械名称： □其他治疗方式（请注明）：
报告人： 报告单位：

（一）基本信息

基本信息包括录入时间、姓名、性别（选填）、身份证号、病例号、民族、出生日期、户籍所在地、现居住住址（无可不填）、婚姻状况（单项选填）、就业情况（单项选填）、文化程度（单项选填）。

（二）药物滥用监测调查

1. 初次滥用药物时间

初次滥用药物时间（年、月、日）。

2. 曾经使用/滥用过的药物（多项选择）

（1）安定类：海洛因、鸦片、吗啡、哌替啶（杜冷丁）、二氢埃托啡、美沙酮、大麻、安钠咖、冰毒、摇头丸、氯胺酮、三唑酮、安定、舒乐安定、阿普唑仑（佳静安定）、其他安定类药物（多项选填输入）。

（2）其他药物：丁丙诺啡片剂、曲马朵、甘草片、福尔可定、其他类药物（多项选填输入）。

（3）上述所选的药物中主要滥用种类是哪几种（必填内容），填写戒毒人员入所前滥用的药品种类。

3. 主要滥用场所（多项选择）

选填居家住所、暂住地/宾馆、歌舞厅/酒吧/游戏厅/网吧、无固定点、其他（需要注明）。

4. 主要药物来源（多项选择）

（1）获得地：省市县（区）。

（2）获得途径：亲友提供、同伴提供、娱乐场所、零售药店/个体诊所、医院、偷窃、其他（需要注明）。

5. 滥用药物原因（多项选择）

家人/同伴影响；满足好奇心；追求欣慰/刺激；空虚无聊，为了消遣；吸毒环境或者情景的影响；满足对药物的渴求感；缓解烦恼、抑郁等不良情绪；解除阶段症状（如骨、关节、肌肉疼痛，失眠等）；其他（需要注明）。

6. 滥用药物方式（多项选择）

静脉注射；肌肉注射、皮下注射；烫吸；香烟吸；口服；溶入饮料；其他（需要注明）。

7. 是否与他人共用过注射器

例如，将自己用过的注射器借给别人使用，或借用别人用过的注射器。

8. 滥用药物用量及花费

进入戒毒所前,每日滥用药物量(克/片/支);进入戒毒所前,每日滥用药物花费(约多少元)。

9. 滥用药物资费来源(多项选择)

个人收入/积蓄、家人/亲戚提供、借贷、变卖家产、蒙骗他人钱财、窃取别人钱物、抢夺财物、提供性服务、以贩养吸、其他(需要注明)。

10. 本次是否第一次脱毒

单项选择:是/否,选"是"则继续填写脱毒次数,再填写脱毒后再次滥用药物的相隔时间。

11. 本次尿(体)检

(1)未做、阴性、阳性。
(2)检测滥用药物种类:阿片类、苯丙胺类、其他(需要注明)。

12. HIV 检测结果

未做检查、阴性、阳性。

13. 因滥用药物感染病

(1)性病:梅毒、淋病、软下疳、尖锐湿疣、其他不明性病(需要注明),未做检查。
(2)其他疾病(需要注明)。

14. 本次是否收治

收治、未收治。

15. 本次脱毒治疗方式(多项选择)

(1)未给予药物或医械治疗。
(2)药物治疗:写出主要的脱毒药物。

（3）医械治疗：写出采用的医械名称。

（4）其他治疗方式（需要注明）。

16. 报告人

记录本表的人员姓名。

17. 报告单位

对本表内容真实性负责的单位名称。

五、强制隔离戒毒人员运动准备

参加运动戒毒的强制隔离戒毒人员要求余期1年以上，身体机能较好，具备正常人的理解能力，无较为严重的家族病史和既往病史，经医务部门体检可以参加强度较大的体育运动。对参训戒毒人员集中进行运动前教育，对运动干预戒毒的原理、机制、作用，以及计划实施的运动科目（训练项目）、训练强度、监测方式进行专业介绍。在详细说明运动戒毒工作情况的基础上，组织戒毒人员自愿报名并签订《知情同意书》。

（一）运动前教育

1. 运动干预戒毒的原理、机制和作用

有氧运动与毒品滥用存在负相关关系[21]。产生这种负相关关系可能有以下3种原因。第一，运动作为一种可选择的非药物强化剂或者通过产生功能性神经适应引起药物滥用的降低，以此影响个体对毒品的敏感性。第二，药物滥用引起运动能力的下降[22]。第三，外界原因可能影响身体运动，如潜在的个性特点或个体成长的环境。这3种原因不是互相排斥的，第一种原因为我们提供了运动干预降低药物使用和滥用问题的理论框架。

（1）毒品成瘾和运动成瘾具有相似点。与毒品滥用相似，运动会让一些人产生积极的情感因素，也会让一些人产生消极的情感因素。这些不同的情感状态取决于运动的强度和环境的影响。这两种行为之间关键的区别就是经常进行其中的一种行为会对健康有害，而经常进行另一种行为显然是有益的。在某些情况下，人们因为运动带来的幸福和舒适感的增加类似毒品。在动物实验中，运动可以产生积极的情感因素，并且运动带来的积极情感状态持续的时间超过运动的时间。

（2）运动可以降低毒品的摄入。将实验参数引入毒品服用过程中，用于研究毒品服用和滥用的不同过渡阶段（如初吸—成瘾—量的增加—戒毒后的复吸）。毒品成瘾行为不同阶段的模型提供了一个平台，研究人员可以在不同的过渡阶段评估预防、降低或消除毒品使用的问题。大量研究证实：在吸食毒品的不同阶段运动可以降低毒品的摄入[23-24]。

大量动物科学研究证实：运动在动物体内产生奖励，改变中脑缘奖励神经回路上的基因传递，从而降低吸毒等带来的不适。例如，运动可以激活海马中的CREB（cAMP-response Element Binding Protein，环磷腺苷效应元件结合蛋白）[25]，通过强咖啡的中介作用在中脑系统调节心理，促进大脑认知功能改善。

（3）有氧运动可抑制可卡因的初吸速度[26]。从最初毒品的尝试到经常性吸食毒品的快速过渡被认为是个体发展成为毒品滥用和依赖的标志之一。因此，最初预防手段的目的之一就是阻止高危人群经常性吸食毒品。最近一个以毒品初吸的速度作为主要的测量方法的研究证实了运动组和静坐对照组存在显著性差异。

（4）运动可以在可卡因摄入中产生保护性作用。很多学者对运动在毒品成瘾阶段的作用进行了研究。至少有 3 项研究显示运动作为非药物强化剂的作用是有效的，它可以降低毒品的摄入。运动和可卡因摄入呈负相关，因此可卡因的摄入也可以降低运动的能力。这种负相关并无性别差异。与这些发现一致，Aarde 等证实转轮运动可以减少甲基苯丙胺成瘾者的反应[27]。Smith 等采用稍作改动的实验设计证实有氧运动可以降低可卡因的摄入[28]。这些发现说明运动可以在可卡因摄入中产生保护性作用，运动的程度越大，产生的保护性作用越大。

（5）运动可以预防毒品摄入量增加。毒品摄入量的不断增加是毒品滥用的基本特征。如果通过增加日常服用时间扩大药物的服用，动物就会表现出药物摄入的增加，这与在药物滥用人群中观察到的毒品摄入量提高是一样的[29]。

（6）运动可以减少戒毒后的觅药行为。毒品滥用的最后一个特征就是进行长期的戒毒康复后容易出现复吸行为[30]。以前的研究报道 70% 以上的药物滥用康复人员在最初治疗的 1 年后复发。多个变量导致了复吸的发生，但是在运动的环境中存在两个因素：伴有毒品使用的环境刺激和直接的毒品暴露。在最近的研究中，Zlebnik 和 Carroll 报道了在雌性大鼠中转轮运动降低了可卡因复吸过程的反应，单一的转轮运动对减少可卡因复吸非常有效，这表明运动在觅药行为上的作用是直接的[31]。同样的，Stover 等人报道在雄性大鼠强制戒毒 14 天后，转轮运动足以减少诱导复吸行为的发生，这也表明运动作用持续的时间超过了运动的时间[32]。

与上述研究一致，Shimoyama 等人报道在雄性和雌性大鼠中长期的转轮运动可以减少可卡因复吸[33]。综上所述，这些资料表明运动可以减少戒毒后的觅药行为，并且在戒毒治疗人群中能够有效地预防复吸行为的发生。

2. 生理脱毒期训练方案

（1）戒毒人员由于长期受毒品侵袭导致入所时体能水平远低于正常人群水平，所以在戒毒康复训练的初期应先对其进行身体状态诊断，继而开展以调整状态为目的的适应性训练，为后续开展较高强度的恢复性训练打牢基础。

（2）训练时应以低强度的有氧运动、养生保健操和自编康复操为主，以小强度的肌肉耐力训练和柔韧性训练为辅。在生理脱毒期戒毒康复训练总量中，有氧运动的训练量占40%，养生保健操和自编康复操占40%，小强度的肌肉耐力训练与柔韧性训练量分别占10%；该阶段的时间为 2 个月，若戒毒人员的适应程度较好，则可适当缩短时间，反之应视情况增加时间。

生理脱毒期训练方案样例如表 2-2-9 所示。

表 2-2-9　生理脱毒期训练方案样例

生理脱毒期训练方案
训练目标： 以恢复生理机能、促进生理脱毒为目标，组织戒毒人员开展体能消耗较少、运动强度较低的恢复性康复训练，逐步恢复身体机能
训练项目（包括但不限于）： （1）有氧训练，如慢跑、快走、椭圆机等。 （2）平衡协调能力训练，如平衡直线走、转体走、双臂绕环走等。 （3）柔韧性训练，如拉伸练习、简易瑜伽等。 （4）传统养生运动，如太极拳、八段锦等。 （5）其他项目，如手指操、脑功能恢复训练等
训练强度： 低强度，储备心率的30%～55% 最大心率的计算公式为 $$R_{max} = 206.9 - 0.67 \times A$$ 式中，R_{max} ——最大心率（次/min）； 　　　A ——年龄或自主感觉劳累分级量表
训练时间： 每次 20～30min
训练频率： 每周 5～7 次

自主感觉劳累分级量表（Rating of Perceived Exertion，RPE）是利用主观感觉来推算运动负荷强度的一种有效的方法，可参照 RPE 来控制运动强度，如表 2-2-10 所示。

表 2-2-10　自主感觉劳累分级量表

Borg 计分	自我理解的用力程度
6	
7	非常非常轻
8	
9	很轻
10	
11	轻
12	
13	有点用力
14	
15	用力
16	
17	很用力
18	
19	非常非常用力
20	

3. 运动监测方式

运动处方中对运动监测方式的把握是事关戒毒人员身心健康和体质发展的大事。在运动处方中要使戒毒人员具有适宜的负荷量，首先要考虑到戒毒人员的年龄、性别及个体差异等众多实际情况再确定后续的运动监测方式[34]。

（1）望：在实际中要通过观察戒毒人员的精神状态来确定运动的强度和练习的次数，若戒毒人员精神饱满、运动欲望较强，则可以适当地增加预定的运动强度，相反则减少运动强度。在运动过程中也要仔细观察和分析戒毒人员运动强度的大小及变化情况，根据戒毒人员的外在表现来调整运动强度。

（2）闻：是监测人员凭听觉和嗅觉辨别戒毒人员的声音和气味的变化的一种方式。这里主要用"听"的方法来判断戒毒人员的运动情况，在教学中听到戒毒人员在运动中呼吸比较急促，立刻降低他们的运动强度；相反，对于表现很轻松的则增加其运动强度。

（3）问：其实运动强度是否适宜戒毒人员，"问"是最有发言权的，它可以更直接地感受到负荷量的大小。因此，在运动中监测人员应多询问戒毒人员练习的感受。另外，平时要与戒毒人员多交流，更要结合戒毒人员的作息、饮食及学习时间等情况适当调整戒毒人员的运动强度。

（4）切：在运动过程中，除去环境、心理刺激或疾病等因素，心率和运动强度间存在线性关系，因此用心率（脉搏）来换算运动强度是非常简便且可靠的方法。在日常运动中要把握比较适宜的运动强度，最好能让戒毒人员在运动中学会自测心率，然后采用年龄减算法（运动适宜心率＝180－年龄）来判定运动负荷是否适宜。

（二）知情同意书

知情同意书如表 2-2-11 所示。

表 2-2-11　知情同意书

尊敬的参与者：
您好！我们将邀请您参与一项通过运动干预来帮助戒毒人员戒除毒瘾的运动。在您决定是否参加这项系统运动之前，请尽可能仔细阅读以下内容，如有任何疑问请向测试人员提出。 　　本次运动以戒毒人员为研究对象，在专业人员的监护下根据每个人的不同情况进行记录。 　　参与本次运动研究计划个人权益将受以下保护： 　　（1）本计划执行机构将维护参与者在测试过程中应得的权益。 　　（2）参与者姓名将不会公布，隐私将予绝对保密。 　　试验风险：运动干预在正常人完全可以接受的范围内，训练风险小。如果发现您在实验过程中有任何不适的症状，那么随时终止测试。 　　若您已了解此项运动干预的内容和意义，愿意参加并配合我们完成相关调查，请在下面签字。
参与者签字： 日期：　　年　月　日

（三）运动风险等级划分

1. 运动前风险预警分级

运动风险划分成两个大类，分别为运动无风险和运动有风险。运动有风险则细分为运动低风险、运动中风险和运动高风险。

　　将运动前的风险按照风险级别分为一级（高危）风险因素、二级（中危）风险因素和三级（低危）风险因素 3 类。分别进行评估测试并打分，满分为 100 分。根据总分分为 4 个级别，如表 2-2-12 所示。

表 2-2-12　风险因素分级表

总分在 80 分以上，为无风险，可以进行正常的高负荷、大强度运动训练。总分在 0～80 分，为有风险。有风险在生理脱毒期不再进行细分，但在其他 3 个时期则需要具体的细分	
1. 三级预防，总分在 60～80 分，为低风险，可以在监控下进行基本的大强度运动训练	
2. 二级预防，总分在 40～60 分，为中等风险，可以在监控下进行无负重、高强度、中等强度的运动训练，并辅以心肺耐力、运动模式的训练	
3. 一级预防，总分在 0～40 分，为高风险，可以在进行适应训练之后在监控下进行中等强度、低强度的运动训练，并辅以基本的康复训练、身体基本能力的训练	
一级风险因素：心血管风险因素	心血管：50 分 根据血压、ABI、PWV 3 点进行风险评分。 （1）收缩压≥160mmHg/舒张压≥100mmHg；ABI≥1.4/ABI＜0.8；PWV≥14m/s 三者有一者在该范围内，得 0 分。 （2）140mmHg＜收缩压＜159mmHg/90mmHg＜舒张压＜99mmHg；0.8＜ABI＜0.9；9m/s＜PWV＜14m/s。 三者有二者在该范围内，得 20 分；有一者在该范围内，得 30 分。 （3）三者均在正常范围内，得 50 分
二级风险因素：运动功能因素	FMS：15 分 （1）总分≥14 分，得 15 分。 （2）7 分≤总分＜14 分，得 7 分。 （3）总分＜7 分，得 0 分
三级风险因素：体质/体力活动因素	脊柱：8 分 （1）躯干倾斜角 3 分，脊柱后凸 2 分，颈椎活动 1 分，胸椎活动 1 分，腰椎活动 1 分。 （2）各项均正常，得 8 分；各项均异常，得 0 分。 体脂百分比：10 分 （1）正常：10 分。 （2）轻度肥胖：6 分。 （3）中度肥胖：4 分。 （4）重度肥胖：0 分。 骨密度：9 分 （1）正常：9 分。 （2）低骨量：6 分。 （3）骨质疏松：0 分。 国民十一项：8 分 （1）总计 8 项，每项合格，得 1 分。 （2）该项异常，得 0 分（生理脱毒期没有测试该为 0 分）

2. 医学诊断对戒毒人员进行群体划分与风险分层

（1）群体的划分。对生理脱毒期的戒毒人员进行全面的医学诊断，依据医学诊断结果将戒毒人员划分为 3 个群体：一般群体（无慢性病和肌肉骨骼的伤病）、慢性病群体（患有高血压、糖尿病、血脂异常、免疫异常等慢性病）、肌肉骨骼病损群体（患有颈椎病、肩周炎、骨质疏松、关节炎等疾病）。在戒毒人员进行戒毒康复训练时以此为标准，分别制订相应的运动处方。

（2）戒毒人员的风险分层。风险分层的目的是：识别戒毒人员是否存在参加戒毒康复训练的禁忌证；识别患有临床疾病应在医务监督下参加戒毒康复训练的个体；识别戒毒人员在戒毒康复训练中可能增加疾病危险性的因素。

依据心血管疾病的风险因素对戒毒人员进行风险分层，如心血管、肺部和代谢疾病的主要症状、体征，以及已明确诊断的心血管、肺部和代谢性疾病。每个心血管疾病的风险因素及诊断标准如表 2-2-13 所示。

表 2-2-13　心血管疾病的风险因素及诊断标准

风险因素		诊断标准
负面因素	家族史	在一级亲属中（父母、兄弟姐妹及子女），男性亲属在 55 岁之前、女性亲属在 65 岁之前发生心血管事件
	吸烟	现行吸烟者或戒烟 6 个月以内
	高血压	SBP≥140mmHg 或/和 DBP≥90mmHg，至少在两个不同时间测量后确定
	糖调节受损	空腹血糖≥6.1mmol/L（110mg/dL），或者餐后两个小时血糖≥7.8mmol/L（140mg/dL），分别在两个不同时间测试后确定
	脂代谢紊乱	低密度脂蛋白胆固醇（Low-Density Lipoprotein Cholesterol，LDL-C）＞130mg/dL（3.4mmol/L）、高密度脂蛋白胆固醇（High Density Lipoprotein Cholesterol，HDL-C）＜40mg/dL（1.03mmol/L）、甘油三酯（Triglyceride，TG）＞150mg/dL（1./mmol/L）、总胆固醇（Total Cholesterol，TC）＞220mg/dL（5.7mmol/L），或服用调脂药物者，有上述情况之一者 TC＞220mg/dL（5.7mmol/L）的影响大于 LDL-C＞130mg/dL（3.4mmol/L）的影响
	肥胖	BMI≥28kg/m² 或者腰围：女性≥80cm，男性≥85cm
	静坐少动的生活方式	每周参加（累计）中等强度体育活动时间少于 150min，或者每周用于体育活动的能量消耗少于 1000kcal
正面因素	高 HDL-C	HDL-C≥60mg/dL（1.6mmol/L）
	健身活动	每天或每周大多数日子进行（累计）30min 以上中等强度的体育活动

总的风险因素判定包括负面因素和正面因素，依据两者之和得出判定结果。如具备一个正面因素，可以从总的负面因素中减去一个风险因素。基本风险分层如表 2-2-14 所示。

表 2-2-14 基本风险分层

性别	男性＜45 岁 女性＜55 岁	男性≥45 岁 女性≥55 岁
影响因素	风险分层	
无症状，或 1 个风险因素	低风险	中等风险
≥2 个风险因素	中等风险	中等风险
患有心血管、肺部或代谢性疾病中的 1 种，或 1 种以上心血管、肺部、代谢疾病症状或体征	高风险	高风险

在对戒毒人员风险分层的基础上需进一步确定医学检查和戒毒康复训练中医务监督的必要性，标准如表 2-2-15 所示。

表 2-2-15 戒毒康复训练前或戒毒康复训练测试的医学检查（A）及戒毒康复训练测试中的医务监督（B）的必要性

分类	运动强度	低风险	中等风险	高风险
A	中等强度运动 （最大摄氧量的 40%～59%）	不必要	不必要	建议检查
	较大强度运动 （最大摄氧量的 60%以上）	不必要	建议检查	建议检查
B	次最大强度测试	不必要	不必要	需要
	最大强度测试	不必要	需要	需要

（四）强制隔离戒毒人员体能康复处方单

强制隔离戒毒人员体能康复处方单（生理脱毒期）样例如表 2-2-16 所示。

表 2-2-16 强制隔离戒毒人员体能康复处方单（生理脱毒期）样例

强制隔离戒毒人员体能康复处方单 （生理脱毒期）		
一、训练目标	1. 身体形态方面	□控制体重
	2. 身体机能方面	□增强心肺功能
	3. 身体素质方面	□提升身体素质

续表

<table>
<tr><td colspan="4" align="center">强制隔离戒毒人员体能康复处方单
（生理脱毒期）</td></tr>
<tr><td rowspan="8">二、训练项目</td><td colspan="2">1. 身体机能训练</td><td>□有氧运动　□球类　□其他</td></tr>
<tr><td colspan="2" rowspan="7">2. 身体素质训练</td><td>（1）耐力：□健步走　□慢跑　□跳绳　□骑自行车</td></tr>
<tr><td>（2）力量：□俯卧撑　□仰卧起坐　□哑铃　□平板支撑</td></tr>
<tr><td>（3）柔韧：□脱毒期康复操　□拉伸练习　□瑜伽</td></tr>
<tr><td>（4）灵敏速度：□反口令动作　□象限跳　□羽毛球
□篮球</td></tr>
<tr><td>（5）平衡：□高抬腿　□闭目原地踏步　□闭目单脚站立</td></tr>
<tr><td>（6）传统运动：□太极拳　□五禽戏　□六字诀
□八段锦</td></tr>
<tr><td></td></tr>
<tr><td colspan="3" align="center">三、训练强度</td><td>□高度　□中度　□轻度</td></tr>
<tr><td colspan="3" align="center">四、训练时间
（根据所选项目确定训练时间）</td><td>生理脱毒期间所选项目每天不少于1课时（60min），可分段进行。
□60min　□90min</td></tr>
<tr><td colspan="3" align="center">五、训练频率
（根据所选项目确定训练频率）</td><td></td></tr>
<tr><td colspan="3" align="center">六、注意事项</td><td></td></tr>
<tr><td colspan="4">处方制订人：_____</td></tr>
</table>

（五）生理脱毒期训练记录单

生理脱毒期训练记录单如表 2-2-17 所示。

表 2-2-17　生理脱毒期训练记录单

课时数	项目							每周总课时数
	身体机能	耐力	力量	柔韧	灵敏速度	平衡	传统运动	
第一个周课时数								
第二个周课时数								
第三个周课时数								

备注：根据生理脱毒期训练记录单中戒毒人员需要训练的项目进行选填。例如，记录单中耐力选择"健步走"，则在"耐力"栏下方填写"健步走"，并填写

累计训练课时数，1h 为一课时。

第三节 强制隔离戒毒人员生理脱毒期康复训练

戒毒人员由于长期吸食毒品，身体的免疫力、中枢神经系统及心肺功能等均遭到严重破坏[35]。运动疗法作为国际上公认的一种康复治疗手段，对于提高身体素质、增进身体机能、改善心理健康和大脑功能等具有其他手段无法替代的作用。它是以借助身体运动来调整身心、恢复健康的一种方法。随着康复学的不断发展，运动疗法已成为重要的康复治疗手段。大量研究结果表明：运动的效果并不局限于身体机能的提高及促进身体健康方面，它还可以消除负面情绪、调节心理失衡、促进心理素质发展、提高心理适应能力等[36]。

一、生理脱毒期康复训练的必要性

戒毒人员的身体康复训练是戒毒过程中的重要环节，其目的在于通过科学的训练，帮助戒毒人员恢复受损的身体机能，提高身体素质，进而增强戒毒效果，为回归社会打下坚实基础。生理脱毒期作为戒毒过程的起始阶段，其重要性不言而喻。此阶段，戒毒人员正经历着身体对毒品依赖的剧烈反应，包括但不限于免疫系统崩溃、神经系统功能紊乱、心肺功能下降等。因此，针对这一特殊时期的康复训练显得尤为重要，它不仅是戒毒成功的基石，更是降低复吸风险、提高戒断效果的关键。长期吸毒严重损害人体健康，甚至危及生命。生理脱毒期康复训练的首要任务是挽救戒毒人员的生命，通过科学合理的训练手段，逐步恢复其受损的身体机能，提高其身体素质，为后续的康复工作奠定坚实基础。戒毒初期，戒断症状如影随形，严重影响戒毒人员的身心健康。康复训练通过促进体内新陈代谢、加速毒素排出等方式，有效缓解戒断症状，提高戒毒舒适度，减轻戒毒人员的身心痛苦。不仅如此，戒毒人员往往因长期吸毒而失去自信，自我控制能力低下。康复训练不仅关注身体健康，更重视心理层面的引导和支持。通过训练，戒毒人员能够感受到身心的进步和变化，从而重塑信心，增强自我控制能力，为抵御毒品诱惑、防止复吸提供有力保障。

二、生理脱毒期康复训练的内容

身体康复训练的内容丰富多样，其中有身体技能恢复训练和心理康复辅导。

（1）身体技能恢复训练包括有基础体能训练、柔韧性与平衡训练及营养膳食管理。①基础体能训练包括有氧运动、力量训练等，旨在提高戒毒人员的体能水平，增强心肺功能和肌肉耐力。训练强度需根据戒毒人员的身体状况逐步增加，避免过度训练导致身体损伤。②柔韧性与平衡训练通过瑜伽、太极等训练方式，提高戒毒人员的柔韧性和平衡感，预防因长期吸毒导致的身体僵硬和平衡失调。实施过程中，需根据戒毒人员的身体状况和康复阶段，制订个性化的训练计划，确保训练的科学性和有效性。③营养膳食管理通过制订科学合理的膳食计划，确保戒毒人员获得充足的营养支持。同时，加强对营养知识的普及和教育，提高戒毒人员的营养意识和自我管理能力。体康复训练在戒毒过程中发挥着重要作用。它能够促进血液循环，加速体内新陈代谢，有助于排除体内残留的毒素，从而减轻戒断症状，提高戒毒效果。

（2）心理康复与辅导包括心理辅导与咨询、认知行为疗法及情绪管理训练。①心理辅导与咨询是为戒毒人员提供一对一的心理辅导和咨询服务，帮助他们解决心理问题，调整心态。同时，开展心理健康教育课程能够提高戒毒人员的心理素质和抗压能力。②认知行为疗法是通过认知重构、行为干预等手段，帮助戒毒人员改变不良认知和行为习惯。引导他们认识到毒品的危害性和戒毒的必要性，增强戒毒的决心和信心。③情绪管理训练教授戒毒人员有效的情绪管理技巧和方法，帮助他们更好地应对生活中的挫折和压力。通过情绪释放、情绪调节等训练方式，降低负面情绪对戒毒效果的影响。同时，康复训练还能增强戒毒人员的体质，提高他们的免疫力，为抵抗疾病侵袭、保持身体健康提供有力保障。

三、生理脱毒期康复训练的方法

常见的身体康复训练方法包括瑜伽、太极等。瑜伽通过伸展和放松的动作，有助于改善戒毒人员的呼吸系统和肌肉系统，缓解焦虑和压力。太极则注重内外兼修，通过缓慢、连贯的动作，提高身体的协调性和平衡感，同时也有助于调节心理状态。在心理康复训练方面，认知行为疗法被广泛应用。它帮助戒毒人员识别和改变不良的思维模式和行为习惯，引导他们建立积极、健康的生活态度。同时，情绪管理训练也至关重要。它教授戒毒人员如何有效管理自己的情绪，避免情绪波动对康复进程的干扰。此外，社交技能训练也是生理脱毒期不可或缺的一环。它帮助戒毒人员重建社交圈，提高人际交往能力，为他们顺利回归社会铺平道路。在这个过程中，戒毒人员学习如何与他人有效沟通、处理冲突，以及如何建立和维护健康的人际关系。戒毒人员生理脱毒期的康复训练是一个全方位、多维度的过程。它不仅包括身体机能的恢复，更涵盖心理的重建和社交技能的提升。

四、生理脱毒期康复训练的意义

戒毒人员在生理脱毒期参与身体康复训练，其意义远不止于维护身体健康的层面。这一时期的康复训练，实际上是他们身心全面康复的基石。通过系统的身体训练，戒毒人员能够明显感受到身体素质的逐步提升，这种进步和变化不仅仅是生理上的，更重要的是对心理健康产生的积极影响。每一次的训练成果都是对他们意志力和决心的肯定，从而有效增强他们的自信心和自尊心。这种内心的力量是戒毒过程中不可或缺的宝贵财富，它能够帮助戒毒人员更好地面对戒毒过程中的种种挑战和困难，坚定他们走向康复的决心。

身体康复训练还有助于戒毒人员培养良好的生活习惯和自律精神。在训练过程中，他们需要按时作息、规律饮食、坚持锻炼，这些健康的生活方式会逐渐内化为他们的日常习惯，为戒毒成功后的生活打下良好的基础。同时，通过团队训练和交流，戒毒人员还能学会如何与他人合作，如何在集体中找到自己的位置，这对于他们回归社会后重新建立人际关系、融入社会大家庭具有重要意义。

因此，身体康复训练在戒毒人员的生理脱毒期中具有不可替代的重要意义。它不仅是身体机能的恢复，更是心灵的重生，为戒毒人员提供了战胜自我、重塑人生的强大动力和支持。通过生理脱毒期的康复训练，戒毒人员能够更加坚定地走向康复之路，为最终实现戒毒成功和顺利回归社会奠定坚实的基础。

第四节　强制隔离戒毒人员生理脱毒期注意事项

以掌握运动理论和技巧、促进生理机能恢复、促进生理脱毒为目标，帮助戒毒人员平稳度过生理脱毒期，逐步增强免疫力，恢复戒毒人员身体机能。通过体质测试、个别谈话等方法了解戒毒人员身体状况等基础信息，建立身体康复训练评估手册，训练内容以学习掌握《云水禅心》生理脱毒期康复操为主，辅助开展运动强度较低、体能消耗较少的运动项目，如有氧运动、养生保健操、小强度的肌肉耐力训练及柔韧性训练等，不适合进行高强度的运动训练。

一、准备活动预防损伤

有针对性的准备活动能提高肌肉的兴奋性，提升参与活动肌肉的温度，减少肌肉与韧带的黏滞性，减少肌肉间阻力，增加肌肉弹性；还能刺激关节囊分泌更多的润滑液，以减少关节的摩擦力，增加关节的灵活性，提高身体的灵敏度和柔韧性，从而预防肌肉、韧带和关节的损伤。

准备活动还能刺激神经系统的兴奋性，使神经系统对机体各器官调节功能更有效，使身体更灵活。前期准备不充分、运动损伤防范意识不足是引起运动损伤的主要原因，因此在运动前应做好准备工作。

二、科学规划训练内容

在体能训练过程中，应当有意识、科学地组织训练，使训练本身不仅可以实现对戒毒人员体能的强化，还可以保障训练不超出戒毒人员的身体负荷能力，最大程度地预防体育训练运动损伤事件的发生。

首先，在训练开始之前需要按照戒毒人员的实际身体素质制订具体的训练计划，同时按照不同训练的科目内容、时间等进行针对性的规划，尽可能规避下肢的高强度集中性训练，用循序渐进的训练方式强化戒毒人员的身体机能。其次，在训练开始之前，训练员要求戒毒人员做好相应的准备活动，准备活动的运动量应当科学，在稍微出汗时便可以停止准备活动。最后，在每天的训练中还需要根据当天的训练要求对戒毒人员实行肌群准备训练，让戒毒人员以更好的身体状态参与到运动当中。

三、合理调整训练强度

运动量过大是造成运动损伤的原因之一。在运动过程中，若受力长期集中在某一部位，则会导致该部位局部受力增加、负担较大，从而引起运动损伤。在专项运动项目及院校体育课程中，若运动量控制不到位，长时间进行体育锻炼则会因身体疲劳、局部负担过重而造成运动损伤，这是因为部分的活动负载已经完全超过了身体机能所能够承受的负荷，从而导致戒毒人员在训练过程中局部受伤，其中踝关节和脚面属于最为普遍的体育训练运动损伤部位。

在体育运动训练中要做好运动损伤防范，就应当合理安排训练强度。对于参训者来说，应当明确个人的身体条件，了解个人所能承受的训练强度，避免因过度训练造成运动损伤；要掌握身体所传达的讯号，在可承受的范围内适当增强训练难度和强度，避免长时间重复式的训练，要在训练的过程中逐步掌握训练技巧，不可急于求成。

四、切实优化训练方法

只有采用正确、合理的训练方法，适当地进行体育锻炼，才能有效预防运动损伤。训练方法要因人而异，循序渐进。相关人员应在体育锻炼过程中确保自身训练方式的合理性，科学调整运动方案。具体来说，依据年龄、自身体能、健康程度、性别的不同，其训练方案应具有一定的差异性。例如，心功能障碍，严重的心律失常，不稳定型、剧增型心绞痛，心肌梗塞后不稳定期，严重的高血压，不稳定的血管栓塞性疾病等应根据戒毒人员个人情况制订相应的运动处方。

参 考 文 献

[1] 李世伟. 运动干预对生理脱毒期后强戒人员身心健康的影响[D]. 天津：天津体育学院，2020.

[2] 李文涛，罗盘山，夏祥，等. 28 例社区戒毒人员服用福康片疗效观察[J]. 中国药物滥用防治杂志，2022，28（7）：834-838.

[3] 李煜盛. 陆丰市毒品犯罪问题治理对策研究[D]. 北京：中国人民公安大学，2022.

[4] 李国梁. 集体性体育活动对强制隔离戒毒人员的心理健康、自我接纳和复吸倾向的干预研究[D]. 西安：西安体育学院，2023.

[5] 马振超. 亚文化视角下中越边境地区吸毒问题研究——基于广西靖西市 RZ 乡的田野调查[J]. 中国人民警察大学学报，2022，38（11）：26-32.

[6] 马廉祯，冯进勇，陈海东，等. 自编传统强身术对女性强制隔离戒毒人员心理健康的影响研究[J]. 广州体育学院学报，2022，42（6）：120-128.

[7] 李一波，李静，毛富强，等. 天津市女性吸毒人员抑郁症状及其影响因素[J]. 医学与社会，2021，34（1）：85-88.

[8] 元明，肖先华. 依法惩治新型毒品犯罪推进毒品问题综合治理——最高人民检察院第三十七批指导性案例解读[J]. 中国检察官，2022（18）：3-8.

[9] 关仲平. 情绪智商与工作绩效关系的文献研究[J]. 新经济，2015（20）：1-3.

[10] 李建忠. 行为的生物学机制研究进展[J]. 西南民族大学学报（自然科学版），2010，36（S1）：103-106.

[11] 时洪武，焦林波，白明，等. 艾司氯胺酮用于产妇椎管内麻醉下行剖宫产术后 PCIA 的镇痛效应[J]. 中国处方药，2023，21（6）：119-121.

[12] 林萍萍. Y 省司法行政戒毒工作基本模式优化研究[D]. 昆明：云南财经大学，2023.

[13] 邱纯青. 吸毒戒断性胃肠功能紊乱误诊为急性阑尾炎 13 例[J]. 人民军医，1998（3）：137.

[14] 赵志奇，海洛因戒断死亡分析一例[C]//中国法医学会法医临床专业委员会. 中国法医学

会·全国第十七届法医临床学学术研讨会论文集. 桂林：广西壮族自治区桂林市人民检察院，2014：501-502.

[15] 周雨臣，孙升. 新形势下科学戒毒工作的走向研究[J]. 犯罪与改造研究，2023（6）：42-48.

[16] 贾东明，徐玉明，王大安. 强制隔离戒毒人员体质健康及影响因素的横断面研究[J]. 河南司法警官职业学院学报，2022，20（2）：93-98.

[17] 田文学，周心捷，燕向东. 广东惠来地区毒品形势、成因、禁毒策略成效分析[J]. 湖南警察学院学报，2022，34（6）：25-31.

[18] DANG W, XU Y, JI J, et al. Study of the SCL-90 scale and changes in the Chinese norms[J]. Frontiers in psychiatry, 2021, 11: 524395.

[19] ZUNG WW. A self-rating depression scale[J]. Arch gen psychiatry, 1965, 12:63-70.

[20] DUNSTAN D A, SCOTTN. Norms for Zung's self-rating anxiety scale[J]. BMC psychiatry, 2020, 20(1): 90.

[21] 王坤，张庭然，李艳，等. 脑-心互动视角下运动锻炼对冰毒依赖者的康复效应研究：来自 EEG 和 HRV 的关联性证据[J]. 体育科学，2022，42（12）：43-54.

[22] 孙亚男. 哈尔滨市 H 强制隔离戒毒所教育戒治工作问题研究[D]. 哈尔滨：黑龙江大学，2020.

[23] MOONEY L J, COOPER C, LONDON E D, et al. Exercise for methamphetamine dependence: Rationale, design, and methodology[J]. Contemp clin trials, 2014, 37(1): 139-147.

[24] DOLEZAL B A, CHUDZYNSKI J, STORER T W, et al. Eight weeks of exercise training improves fitness measures in methamphetamine-dependent individuals in residential treatment[J]. Journal of addiction medicine, 2013, 7(2): 122-128.

[25] 杜娜，李红，赵鑫. 运动干预阿尔兹海默病的研究进展[C]//陕西省体育科学学会. 第一届陕西省体育科学大会论文集（二）. 西安：西安体育学院运动与健康科学学院，2023：410-417.

[26] 郁建华，吴燕，杜继鹏，等. 女性 METH 成瘾者脑效应连接特征及 12 周有氧训练干预实证研究[J]. 成都体育学院学报，2022，48（6）：93-100.

[27] AARDE S M, MILLER M L, CREEHAN K M, et al. One day access to a running wheel reduces self-administration of D-methamphetamine, MDMA and methylone[J]. Drug alcohol depend, 2015, 151:151-158.

[28] SMITH P J, BLUMENTHAL J A, HOFFMAN B M, et al. Aerobic exercise and neurocognitive performance: A meta-analytic review of randomized controlled trials[J]. Psychosom medicine, 2010, 72(3): 239-252.

[29] WANG D S, WANG Y Q, WANG Y Y, et al. Impact of physical exercise on substance use disorders: A meta-analysis[J]. Plos one, 2014, 9(10):e110728.

[30] WANG K, LUO J, ZHANG T R, et al. Effect of physical activity on drug craving of women with substance use disorder in compulsory isolation: Mediating effect of internal inhibition[J]. Frontiers in psychology, 2019, 10: 1928.

[31] Zlebnik N E, Carroll M E.Prevention of the incubation of cocaine seeking by aerobic exercise in female rats[J/OL]. Psychopharmacology, 2015, 232(19): 3507-3513[2023-7-11]. https://pubmed.ncbi.nlm.nih.gov/26159456/.doi: 10.1007/s00213-015-3999-6. Epub 2015 Jul 11. PMID: 26159456; PMCID: PMC4561574.

[32] STOVER C M, LYNCH N J, HANSON S J, et al. Organization of the MASP2 locus and its expression profile in mouse and rat[J]. Mammalian genome, 2004, 15(11): 887-900.

[33] SHIMOYAMA M, SMITH J R, BRYDA E, et al. Rat genome and model resources[J]. ILARJ

journal, 2017, 58(1):42-58.

[34] 李圣杰. 智创人工智能场景，赋能体育教学[J]. 小学教学研究，2023（14）：66-67.

[35] 朱振世. 防控新型毒品风险，守护青少年健康人生[J]. 法制博览，2022（35）：20-22.

[36] 林聪光，高锋，宋美慧，等. 高职体育院校体育教学中融入茶道精神的研究[J]. 福建茶叶，2021，43（2）：154-156.

第三章　教育适应期

在经过生理脱毒期后，戒毒人员转入教育适应期。由于身份发生了质的变化，生活环境也发生了巨大的变化，一般需要一个适应的过程，而这种过程从某种意义上来讲也是戒毒人员思想最敏感的一个时期。如何采取有效的措施帮助戒毒人员顺利度过教育适应期，值得我们探讨[1]。

第一节　强制隔离戒毒人员教育适应期基本情况

强制隔离戒毒人员的教育适应期是戒毒过程中的一个重要阶段，它标志着戒毒人员从生理脱毒阶段过渡到更为复杂和深入的心理康复与社会适应阶段。强制隔离戒毒人员的教育适应期是一个综合性的过程，旨在帮助戒毒人员全面康复，增强他们的社会适应能力，降低复吸率，为他们重新融入社会创造条件。

一、教育适应期强制隔离戒毒人员特点

戒毒人员在生理脱毒期完成入所学习，缓解稽延性症状，调整心理状态，在转入教育适应期时已基本了解康复训练内容，掌握基本康复训练知识。戒毒人员在教育适应期的主要工作为进行体质测试、运动功能评估、心理测试，为后期科学规范训练提供依据，并可在训练中期、末期通过多次测试对比结果成效，及时修改康复训练方案。教育适应期运动项目以中低强度运动为特点，培养戒毒人员在此期养成一定运动训练习惯，逐步开始适应一定强度的康复训练，为转入下一期康复巩固期训练做基础[2]。

二、教育适应期目的

组织戒毒人员进行身体机能筛查，选取适合人员进行康复巩固期的运动戒毒前期准备。

三、教育适应期任务

戒毒人员由于长期受毒品侵袭，入所时体能水平远低于正常人群水平，在戒毒康复训练的初期应先对其进行身体状态诊断，继而开展以调整状态为目的的适应性训练，为后续开展较高强度的恢复性训练打牢基础。

组织戒毒人员进行康复操日常训练，进行中低强度耐力性、灵敏性、力量性、速度性训练等基础体能训练和太极拳、八段锦、五禽戏、易筋经等特色训练。具体强度控制参照《司法行政机关强制隔离戒毒场所康复训练工作指南》执行。

在专业警察指导下，组织使用跑步机、立式单车等健身器材，并结合使用 VR（Virtual Reality，虚拟现实）训练系统。

四、教育适应期转出标准

（一）教育矫正（4分）

对入所教育、安全生产、戒毒常识进行综合知识考核，采取闭卷考试的形式，其中入所教育内容占40%，安全生产内容占20%，戒毒常识内容占40%，试卷满分 100 分，试卷得分乘以 4%为教育矫正评估得分，结果四舍五入后取小数点后一位。戒毒人员在教育适应期考试成绩合格方可流转到康复巩固期；考试成绩不合格的，应继续在教育适应期学习直至考试合格。当再次进行教育矫正考试合格时，该阶段考试成绩一律以合格计入该项评估分数。

（二）行为表现（4分）

（1）服从管理教育，遵守所规所纪，当月考核得分无罚分的，得 2 分；罚分 5 分以内的，得 1 分；罚分 5 分以上的，得 0 分。

（2）日常行为规范，戒治积极主动，队列考核合格，熟练掌握《强制隔离戒毒人员行为规范》的，得 1 分；其中有一项不符合要求的，得 0.5 分；两项及以上不符合要求的，得 0 分。

（3）当月个人卫生、内务卫生达标的，得 1 分；不符合生活卫生要求的，得 0 分。

（三）康复训练（2分）

（1）参加日常康复训练，能够掌握康复训练基础知识，康复操习练动作规范的，得1分；康复训练不积极，效果较差的，得0分。

（2）根据国家体育总局发布的《国民体质测定标准（2023年修订）》，按照性别、年龄分别运用相关测试方法和仪器对握力、俯卧撑（男）/跪卧撑（女）、1分钟仰卧起坐、纵跳、坐位体前屈、选择反应时、闭眼单脚站立7项身体素质进行测试。每项测试成绩为优秀等次的，得0.5分；良好等次的，得0.3分；合格等次的，酌情得0.1～0.2分；不合格等次的及不参加测试的，得0分。（参照附录一）

（3）身体残疾、年老体弱或严重病患者等特殊人群，经戒毒医疗中心鉴定，参照自身能力及风险评估，参加《国民体质测定标准（2023年修订）》身体素质测验中部分测试项目，包括握力、纵跳、俯卧撑、1分钟仰卧起坐、坐位体前屈、闭眼单脚站立、选择反应时，每项测试成绩为优秀等次的，得0.5分；良好等次的，得0.4分；合格等次的，得0.3分；不合格等次的，得0分；身体残疾无法参加有关项目测试的，可免去相对应的测试项目，按合格等次进行计算得分。

（四）心理矫治（0.4分）

心理矫治诊断评估依据症状自评量表开展，针对测试中的10个因子分进行综合评定，每个因子分在正常范围的，得0.4分；症状较轻的，得0.3分；症状较重的，得0.2分；严重超标的得0分。有条件的戒毒场所应探索使用多种量表全面衡量戒毒人员心理健康水平。

（五）戒毒医疗（4分）

（1）认真学习医疗卫生知识，考试优秀的，得1分；合格的，得0.5分；不合格的，得0分。

（2）体检各项生理指标，包括BMI、心率、血压、肺活量等指标正常的，得1分；各项指标基本正常的，得0.6分；各项指标较差的，得0.3分。（参照附录二）

（3）未出现稽延性戒断症状或轻度稽延性戒断症状的，得1分；中度稽延性戒断症状的，得0.5分；重度稽延性戒断症状的，得0分。（参照表3-2-1）

（4）未出现因吸毒导致的明显精神病性症状或原有精神病性症状得到有效控

制的,得 1 分;症状得到基本控制的,得 0.5 分;症状未得到控制的,得 0 分。(参照附录三)

第二节 强制隔离戒毒人员教育适应期基本工作

戒毒人员教育适应期的基本工作主要是强化戒毒法治教育、强化戒毒意志培养、强化心理健康教育和强化职业技能教育。只有这样,才能较好地唤醒强制隔离戒毒人员为回归社会的戒毒动机,帮助引导戒毒人员最终回归社会并成为守法公民。

一、教育适应期测验

（一）强制隔离戒毒人员生理健康评价

1. 稽延性戒断症状测验

（1）测验简介。在脱毒治疗后,随着外源性阿片类物质的逐渐消除,内源性阿片肽的合成及阿片受体数量的增加在短期内难以恢复到正常水平的,体内神经、体液免疫系统的功能仍会出现紊乱[3],在相当长的时间内机体仍可出现各种躯体、精神不适症状,即稽延性戒断症状。

（2）测验构成。稽延性戒断症状评定量表包含 10 个条目,包含对生理方面和心理方面的症状表现的评估。

（3）测验内容。稽延性戒断症状评定量表如表 3-2-1 所示。

表 3-2-1 稽延性戒断症状评定量表

项目	结果
1. 感到心慌	□无 □轻 □中 □重
2. 感到全身有说不出的难受	□无 □轻 □中 □重
3. 感到手脚怎么放都不舒服	□无 □轻 □中 □重
4. 感到肌肉或关节酸痛	□无 □轻 □中 □重
5. 感到烦躁不安	□无 □轻 □中 □重
6. 早上醒得很早	□无 □轻 □中 □重
7. 晚上睡觉很容易醒	□无 □轻 □中 □重
8. 晚上入睡很困难	□无 □轻 □中 □重
9. 食欲差	□无 □轻 □中 □重
10. 全身无力	□无 □轻 □中 □重

（4）计分方法。0 分——无症状；1 分——轻度，询问可知，症状轻微；2 分——中度，主动诉说，但能忍受；3 分——重度，不能忍受。

总分 6～10 分为轻度；11～18 分为中度；18 分以上为重度。

2. 国民体质测定

（1）测验简介。《国民体质测定标准（2023 年修订）》是运用科学的方法对国民个体的形态、机能和身体素质等进行测试与评定。开展体质测定的目的在于帮助戒毒人员了解自身身体素质状况的总体结果和总体评价，为组织锻炼戒毒人员开展体育运动提供科学的依据。

（2）测验构成。以国民体质测定中的指标为基础，具体涵盖身高、体重、肺活量、功率车二级负荷试验、握力、纵跳、俯卧撑、1 分钟仰卧起坐、坐位体前屈、闭眼单脚站立、选择反应时 11 个项目。

（3）测验内容。国民体质测定中各项指标具体测定方法详见强制隔离戒毒人员教育适应期基本工作的测验部分。

（4）计分方法。具体评分参照《国民体质测定标准（2023 年修订）》执行。

（二）强制隔离戒毒人员心理健康评价

1. 艾森克人格测验

（1）测验简介。艾森克人格测验（Eysenck Personality Questionnaire，EPQ）[4]是英国心理学家艾森克等人编制的一种有效的人格测量工具，对分析人格的特质或结构具有重要作用。

（2）测验构成。艾森克个性问卷由 88 个项目组成，具有较高的信效度。问卷由精神质（P）、内外向（E）、神经质（N）及说谎（L）4 个量表组成。

（3）测验内容。艾森克个性问卷（成人）测验指导语：本测验用于测量你的个性倾向，请你做出如实的回答，以便精确地判断出你的个性倾向。每道题目只要求你回答一个"是"或"否"，所有题目你都一定要做出回答，而且只能回答"是"或"否"，如表 3-2-2 所示。

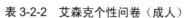

表 3-2-2 艾森克个性问卷（成人）

项目	结果
1. 你是否有许多不同的业余爱好	A 是　B 否
2. 你是否在做任何事情以前都要停下来仔细思考	A 是　B 否
3. 你的心境是否常有起伏	A 是　B 否
4. 你曾有过明知是别人的功劳而你去接受奖励的事吗	A 是　B 否
5. 你是否健谈	A 是　B 否
6. 欠债会使你不安吗	A 是　B 否
7. 你曾无缘无故觉得"真是难受"吗	A 是　B 否
8. 你曾贪图过分外之物吗	A 是　B 否
9. 你是否在晚上小心翼翼地关好门窗	A 是　B 否
10. 你是否比较活跃	A 是　B 否
11. 你在见到小孩或动物受折磨时是否会感到非常难过	A 是　B 否
12. 你是否常常为自己不该做而做了的事、不该说而说了的话而紧张	A 是　B 否
13. 你喜欢跳降落伞吗	A 是　B 否
14. 通常你能在热闹的联欢会中尽情地玩吗	A 是　B 否
15. 你容易激动吗	A 是　B 否
16. 你曾经将自己的过错推给别人吗	A 是　B 否
17. 你喜欢见陌生人吗	A 是　B 否
18. 你是否相信保险制度是一种好制度	A 是　B 否
19. 你是一个容易伤情的人吗	A 是　B 否
20. 你所有的习惯都是好的吗	A 是　B 否
21. 在社交场合你是否总不愿露头角	A 是　B 否
22. 你会服用奇异或危险作用的药物吗	A 是　B 否
23. 你常有"厌倦"之感吗	A 是　B 否
24. 你曾拿过别人的东西吗（哪怕一针一线）	A 是　B 否
25. 你是否常爱外出	A 是　B 否
26. 你是否因伤害你所宠爱的人而感到乐趣	A 是　B 否
27. 你常为有罪恶之感所苦恼吗	A 是　B 否
28. 你在谈论中是否有时不懂装懂	A 是　B 否
29. 你是否宁愿去看书也不愿去多见人	A 是　B 否
30. 你有要伤害你的仇人吗	A 是　B 否
31. 你觉得自己是一个神经过敏的人吗	A 是　B 否
32. 对人有所失礼时你是否经常要表示歉意	A 是　B 否
33. 你有许多朋友吗	A 是　B 否
34. 你是否喜爱讲些有时确能伤害人的笑话	A 是　B 否

续表

项目	结果
35．你是一个多忧多虑的人吗	A 是　B 否
36．你在童年是否按照吩咐要做什么便做什么，毫无怨言	A 是　B 否
37．你认为你是一个乐天派吗	A 是　B 否
38．你很讲究礼貌和整洁吗	A 是　B 否
39．你是否总在担心会发生可怕的事情	A 是　B 否
40．你曾损坏或遗失过别人的东西吗	A 是　B 否
41．交新朋友时一般是你采取主动吗	A 是　B 否
42．当别人向你诉苦时，你是否容易理解他们的苦哀	A 是　B 否
43．你认为自己很紧张，如同"拉紧的弦"吗	A 是　B 否
44．在没有废纸篓时，你是否将废纸扔在地板上	A 是　B 否
45．当你与别人在一起时，你是否言语很少	A 是　B 否
46．你是否认为结婚制度过了时了，应该废止	A 是　B 否
47．你是否有时感到自己可怜	A 是　B 否
48．你是否有时有点自夸	A 是　B 否
49．你是否很容易将一个沉寂的集会搞得活跃起来	A 是　B 否
50．你是否讨厌那种小心翼翼开车的人	A 是　B 否
51．你为你的健康担忧吗	A 是　B 否
52．你曾讲过什么人的坏话吗	A 是　B 否
53．你是否喜欢对朋友讲笑话和有趣的故事	A 是　B 否
54．你小时候曾对父母粗暴无礼吗	A 是　B 否
55．你是否喜欢与人混在一起	A 是　B 否
56．你若知道自己工作有错误，这会使你感到难过吗	A 是　B 否
57．你患失眠吗	A 是　B 否
58．你吃饭前必定洗手吗	A 是　B 否
59．你常无缘无故感到无精打采和倦怠吗	A 是　B 否
60．和别人玩游戏时，你有过欺骗行为吗	A 是　B 否
61．你是否喜欢从事一些动作迅速的工作	A 是　B 否
62．你的母亲是一位善良的妇人吗	A 是　B 否
63．你是否常常觉得人生非常无味	A 是　B 否
64．你曾利用过某人为自己取得好处吗	A 是　B 否
65．你是否常常参加许多活动，超过你的时间所允许	A 是　B 否
66．是否有几个人总在躲避你	A 是　B 否
67．你是否为你的容貌感到非常烦恼	A 是　B 否
68．你是否觉得人们为了未来有保障而办理储蓄和保险所花的时间太多	A 是　B 否

续表

项目	结果
69. 你曾有过不如死了为好的念头吗	A 是　B 否
70. 如果有把握永远不会被别人发现，你会逃税吗	A 是　B 否
71. 你能使一个集会顺利进行吗	A 是　B 否
72. 你能克制自己不对人无礼吗	A 是　B 否
73. 遇到一次难堪的经历后，你是否在一段很长的时间内还感到难受	A 是　B 否
74. 你患有"神经过敏"吗	A 是　B 否
75. 你曾经故意说些什么来伤害别人的感情吗	A 是　B 否
76. 你与别人的友谊是否容易破裂，虽然不是你的过错	A 是　B 否
77. 你常感到孤单吗	A 是　B 否
78. 当别人寻你的差错，找你工作中的缺点时，你是否容易在精神上受挫伤	A 是　B 否
79. 你赴约会或上班曾迟到过吗	A 是　B 否
80. 你喜欢忙忙碌碌地过日子吗	A 是　B 否
81. 你愿意别人怕你吗	A 是　B 否
82. 你是否觉得有时浑身是劲，而有时又是懒洋洋的吗	A 是　B 否
83. 你有时把今天应做的事拖到明天去做吗	A 是　B 否
84. 别人认为你是生气勃勃的吗	A 是　B 否
85. 别人是否对你说了许多谎话	A 是　B 否
86. 你是否对某些事物容易发火	A 是　B 否
87. 当你犯了错误时，你是否愿意承认它	A 是　B 否
88. 你会为动物落入圈套被捉拿而感到很难过吗	A 是　B 否

（4）计分方法。根据测验结果赋分表（表 3-2-3），"是"得 1 分，"否"得 0 分，负号题相反。

表 3-2-3　测验结果赋分表

特征量表	题号
P(23)	−2，−6，−9，−11，−18，22，26，30，34，−38，−42，46，50，−56，−62，66，68，−72，75，76，81，85，−88
E(21)	1，5，10，13，14，17，−21，25，−29，33，37，41，−45，49，53，55，61，65，71，80，84
N(24)	3，7，12，15，19，23，27，31，35，39，43，47，51，57，59，63，67，69，73，74，77，78，82，86
L(20)	−4，−8，−16，20，−24，−28，32，36，−40，−44，−48，−52，−54，58，−60，−64，−70，−79，−83，87

测验结果简要解释：标准分在 40～60 分之间大约包括 68.46% 的常模群体，如果某个被试者的标准分大于 61.5 或小于 38.5，就可以认为该被试者在某量表上具有高分或低分的特征。

E 量表分：分数高于 15 分，表示人格外向，可能是好交际，渴望刺激和冒险，情感易于冲动。分数低于 8 分，表示人格内向，如好静、不喜欢刺激、喜欢有秩序的生活方式、情绪比较稳定。

N 量表分：分数高于 14 分，表示焦虑、忧心忡忡、常郁郁不乐，有强烈情绪反应，甚至出现不够理智的行为。分数低于 9 分，表示情绪稳定。

P 量表分：分数高于 8 分，表示可能是孤独、不关心他人，难以适应外部环境，不近人情，与别人不友好，喜欢寻衅搅扰，喜欢干奇特的事情，并且不顾危险。

L 量表分：分数高于 18 分，表示被试有掩饰倾向，测验结果可能失真。得出的粗分，还要换算成标准分（T 分）。换算方法请参照成人 P、E、N、L 的赋分表。

2. 强制戒毒者复吸倾向性心理调查

（1）测验简介。强制戒毒者复吸倾向性心理调查表（表 3-2-4）由华东师范大学耿文秀教授编制。

（2）测验构成。强制戒毒者复吸倾向性心理调查表包括 18 个题目，采用六级计分法，0 表示程度最轻，5 表示程度最重。每题得分相加得到复吸倾向的自评总分，总分越高表示复吸倾向越高，总分越低表示复吸倾向越低。

（3）测验内容。指导语：请根据您的实际情况回答下列问题，回答时在相应选项下的数字上打"√"，回答没有对错之分。

表 3-2-4　强制戒毒者复吸倾向性心理调查表

项目	结果	
1. 解教之后我将会遇到许多挫折和困难，对此我做好了充分的准备	非常充分	0 分
	很充分	1 分
	比较充分	2 分
	充分	3 分
	很不充分	4 分
	完全没准备	5 分

续表

项目	结果	
2.我相信毒瘾是可以戒掉的	完全可能	0分
	很可能	1分
	可能	2分
	不太可能	3分
	几乎不可能	4分
	绝对不可能	5分
3.我对不再复吸的决心	非常大	0分
	很大	1分
	较小	2分
	很小	3分
	极小	4分
	没决心	5分
4.我现在对毒品的态度	强烈痛恨厌恶	0分
	痛恨	1分
	无所谓	2分
	渴望	3分
	非常渴望	4分
	强烈渴望	5分
5.我对自己出所后不再碰毒品的把握	完全有把握	0分
	很有把握	1分
	有点把握	2分
	有点没把握	3分
	很没把握	4分
	完全没把握	5分
6.解教后我可以保证在多少时间内不碰毒品	3～5年	0分
	1年	1分
	半年	2分
	两个月	3分
	1个月	4分
	1周	5分
7.出所后我将会渴望毒品的程度	不渴望	0分
	渴望	1分
	比较渴望	2分
	很渴望	3分
	非常渴望	4分
	极其渴望	5分

续表

项目	结果	
8. 解教后面对毒友的诱惑，我会采取的态度	非常坚决地抵制	0分
	坚决抵制	1分
	有所抵制	2分
	抵制	3分
	有所动摇	4分
	复吸	5分
9. 我对自己意志力的评价	非常坚强	0分
	很坚强	1分
	比较坚强	2分
	比较软弱	3分
	很软弱	4分
	非常软弱	5分
10. 长期吸毒对我身体健康的影响	非常好	0分
	很好	1分
	比较好	2分
	比较差	3分
	很差	4分
	非常糟糕	5分
11. 我的家庭和亲友对我戒毒支持和鼓励的程度	强烈支持	0分
	积极支持	1分
	支持	2分
	比较支持	3分
	不太支持	4分
	完全不支持	5分
12. 与过去吸毒有关的情景在我脑海中浮现的频率	从无	0分
	曾有过1、2次	1分
	1、2次/月	2分
	1次/周	3分
	2、3次/周	4分
	1、2次/天	5分
13. 解教后我对毒品的态度	永远不碰	0分
	基本不碰	1分
	可能少量尝尝	2分
	比过去吸得少	3分
	与过去差不多	4分
	比过去还多	5分

续表

项目	结果	
14. 出所后得到毒品的困难程度	几乎不可能	0分
	极其困难	1分
	很困难	2分
	不困难	3分
	很容易	4分
	非常容易	5分
15. 解教后毒友引诱我复吸的可能性	绝对不可能	0分
	几乎不可能	1分
	不太可能	2分
	有可能	3分
	很大可能	4分
	绝对可能	5分
16. 解教后我换一个新环境以远离毒品的可能性	绝对可能	0分
	很大可能	1分
	有可能	2分
	不太可能	3分
	几乎不可能	4分
	绝对不可能	5分
17. 长期吸毒对我的精神和意志力的影响	完全没有影响	0分
	几乎没什么影响	1分
	有影响	2分
	严重影响	3分
	几乎弄垮	4分
	彻底摧毁	5分
18. 解教后我摆脱毒贩诱惑的可能性	绝对不可能	0分
	几乎不可能	1分
	不太可能	2分
	有可能	3分
	很大可能	4分
	绝对可能	5分

3. 应对方式测验

（1）测验简介。应对方式问卷（Copying Style Questionnaire，CSQ）由肖计划等人参照国内外应对研究的问卷内容及有关应对理论，根据我国文化背景编制而成。

（2）测验构成。应对方式问卷（表3-2-5）共有62个项目，由6个分量表组成，分别是解决问题、自责、求助、幻想、退避和合理化，并以不同形式的组合解释为解决问题-求助（成熟型）、退避-自责（不成熟型）、合理化-幻想（混合型）。

（3）测验内容。指导语：本问卷的每个条目有两个答案"是"和"否"。请您根据自己的情况在每一条目后选择一个答案，如果选择"是"，则继续对"有效""比较有效""无效"做出评估，在每一行的方框内打"√"。

表 3-2-5　应对方式问卷

项目	是	否	有效	比较有效	无效
1．能理智地应付困境					
2．善于从失败中吸取经验					
3．制订一些克服困难的计划并按计划去做					
4．常希望自己已经解决了面临的困难					
5．对自己取得成功的能力充满信心					
6．认为"人生经历就是磨难"					
7．常感叹生活的艰难					
8．专心于工作或者学习以忘却不快					
9．常认为"生死有命，富贵在天"					
10．喜欢找人聊天以减轻烦恼					
11．请求别人帮助自己克服困难					
12．常只按自己想的做，且不考虑后果					
13．不愿过多思考影响自己情绪的问题					
14．投身其他社会活动，寻找新的寄托					
15．常自暴自弃					
16．常以无所谓的态度来掩饰内心的感受					
17．常想"这不是真的就好了"					
18．认为自己的失败多由外因所致					
19．对困难持等待观望、任其发展的态度					
20．与人冲突，多是对方性格怪异引起的					
21．常向引起问题的人和事发脾气					
22．常幻想自己有克服困难的超人本领					
23．常自我责备					
24．常用睡觉的方式来逃避痛苦					
25．常借娱乐活动来消除烦恼					
26．常想些高兴的事自我安慰					

续表

项目	是	否	有效	比较有效	无效
27．避开困难以求心中宁静					
28．为不能回避困难而懊恼					
29．常用两种以上的办法解决问题					
30．常认为没有必要那么费力去争取成功					
31．努力去改变现状，使情况向好的一面转化					
32．借烟或借酒消愁					
33．常责怪他人					
34．对困难常采用回避的态度					
35．认为"退一步自然宽"					
36．把不愉快的事埋在心里					
37．常自卑自怜					
38．常认为这是生活对自己不公平的表现					
39．常压抑内心的愤怒与不满					
40．吸取自己或他人的经验去应付困难					
41．常不相信那些对自己不利的事					
42．为了自尊，常不愿意让人知道自己的遭遇					
43．常与同事、朋友一起讨论解决问题的办法					
44．常告诫自己"能忍者自安"					
45．常祈祷神灵保佑					
46．常用幽默或玩笑的方式缓解冲突或不快					
47．自己能力有限，只有忍耐					
48．常怪自己没出息					
49．常爱幻想一些不现实的事来消除烦恼					
50．常抱怨自己无能					
51．常能看到坏事中有好的一面					
52．自感挫折是对自己的考验					
53．向有经验的亲友、师长求教解决问题的方法					
54．平心静气淡化烦恼					
55．努力寻找解决问题的办法					
56．认为选择职业不当是自己常遇挫折的主要原因					

项目	是	否	有效	比较有效	无效
57. 总怪自己不好					
58. 经常看破红尘，不在乎自己的不幸遭遇					
59. 常自感运气不好					
60. 向他人诉说心中的烦恼					
61. 常自感无所作为而任其自然					
62. 寻求别人的理解和同情					

（4）计分方法。应对方式问卷有 6 个分量表，每个分量表由若干个条目组成，每个条目只有两个答案，"是"和"否"。计分分为以下两种情况。

① 除"②"所列举的情况外，各个分量表的计分均为选择"是"，得 1 分；选择"否"，得 0 分。将每个项目得分相加，即得该分量表的量表分。

② 在"解决问题"分量表中的条目 19，在"求助"分量表中的条目 36、39 和 42，选择"否"，得 1 分；选择"是"，得 0 分。

计算各分量表的因子分：分量表因子分＝分量表单项条目分之和÷分量表条目数。

4. 简版流调中心抑郁量表

（1）测验简介。流调中心抑郁量表（Center for Epidemiological Survey-Depression Scale，CES-D）是特别为评价当前抑郁症状的频度而设计的，着重于关注抑郁情感或心境，试图用于不同时点断面调查结果的对比。被试在填写该量表时，如果亲身经历过抑郁症状，就会表现出明显的情绪负荷；为此，研究者们针对不同人群修订了多种简版流调中心抑郁量表，其核心目标为既能简化评定项目又能良好地区分抑郁患者与普通人群。

（2）测验构成。简版流调中心抑郁量表反映了抑郁状态的 6 个侧面：抑郁心情、罪恶感和无价值感、无助与无望感、精神运动性迟滞、食欲丧失、睡眠障碍。

（3）测验内容。测试内容表（表 3-2-6）中有 10 条陈述，请在最能描述你最近 1 周内的感觉的数字上画圈。

表 3-2-6 测试内容表

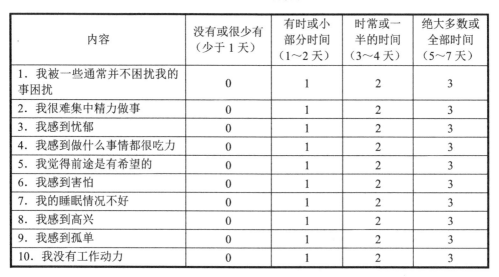

内容	没有或很少有（少于 1 天）	有时或小部分时间（1～2 天）	时常或一半的时间（3～4 天）	绝大多数或全部时间（5～7 天）
1. 我被一些通常并不困扰我的事困扰	0	1	2	3
2. 我很难集中精力做事	0	1	2	3
3. 我感到忧郁	0	1	2	3
4. 我感到做什么事情都很吃力	0	1	2	3
5. 我觉得前途是有希望的	0	1	2	3
6. 我感到害怕	0	1	2	3
7. 我的睡眠情况不好	0	1	2	3
8. 我感到高兴	0	1	2	3
9. 我感到孤单	0	1	2	3
10. 我没有工作动力	0	1	2	3

（4）计分方法。共 10 题，0～3 级评分，请被试根据最近 1 周内症状出现的频度进行评定，总分为 0～30 分。

（三）戒毒人员特殊人群各项能力结果评价

1. 评价内容

对处于教育适应期的戒毒人员特殊人群（如老年戒毒人员[5]、残障戒毒人员）进行生活能力与运动功能评价，主要通过对他们的日常生活活动能力、精神状态、感知觉与沟通、社会参与能力、运动功能（以 6 分钟步行试验为准）进行评价。根据评价结果，判定其能力等级，作为是否参与此期及后期运动的参照依据，并为参与运动的特殊戒毒人员制订运动类型、运动强度提供科学指导。

（1）日常生活活动能力评价。日常生活活动是指人们在每日生活中为了照顾自己的衣、食、住、行，保持个人卫生整洁和进行独立的社区活动所必需的一系列的基本活动，是人们为了维持生存及适应生存环境而每天必须反复进行的、最基本的、最具有共性的活动。其主要包括运动、自理、交流、家务活动等。

判定预后、制订计划、评定效果等十分重要。日常生活活动能力评价表如表 3-2-7 所示。

表 3-2-7　日常生活活动能力评价表

项目	评分	评分标准
进食：用餐具将食物由容器送到口中、咀嚼、吞咽等过程	□分	10分，可独立进食（在合理的时间内独立食用准备好的食物）
		5分，需部分帮助（在进食过程中需要一定帮助，如协助把持餐具）
		0分，需极大帮助或完全依赖他人，或有留置胃管
洗澡	□分	5分，准备好洗澡水后，可自己独立完成洗澡过程
		0分，在洗澡过程中需他人帮助
修饰：洗脸、刷牙、梳头、刮脸等	□分	5分，可自己独立完成
		0分，需他人帮助
穿衣：穿脱衣服、系扣、拉拉链、穿脱鞋袜、系鞋带	□分	10分，可独立完成
		5分，需部分帮助（能自己穿脱，但需他人帮助整理衣物、系扣/鞋带、拉拉链）
		0分，需极大帮助或完全依赖他人
大便控制	□分	10分，可控制大便
		5分，偶尔失控（每周<1次），或需要他人提示
		0分，完全失控
小便控制	□分	10分，可控制小便
		5分，偶尔失控（每天<1次，但每周>1次），或需要他人提示
		0分，完全失控，或留置导尿管
如厕：包括去厕所、解开衣裤、擦净、整理衣裤、冲水	□分	10分，可独立完成
		5分，需部分帮助（需他人搀扶去厕所，需他人帮忙冲水或整理衣裤等）
		0分，需极大帮助或完全依赖他人
床椅转移	□分	15分，可独立完成
		10分，需部分帮助（需他人搀扶或使用拐杖）
		5分，需极大帮助（较大程度上依赖他人搀扶和帮助）
		0分，完全依赖他人
平地行走	□分	15分，可独立在平地上行走45m
		10分，需部分帮助（因肢体残疾、平衡能力差、过度虚弱、视力等问题，在一定程度上需他人搀扶或使用拐杖、助行器等辅助用具）
		5分，需极大帮助（因肢体残疾、平衡能力差、过度虚弱、视力等问题，在较大程度上依赖他人搀扶，或坐在轮椅上自行移动）
		0分，完全依赖他人
上下楼梯	□分	10分，可独立上下楼梯（连续上下10～15个台阶）
		5分，需部分帮助（需扶着楼梯、他人搀扶，或使用拐杖等）
		0分，需极大帮助或完全依赖他人

续表

项目	评分	评分标准
日常生活活动总分	□分	分级：□级 0——能力完好：总分 100 分。 1——轻度受损：总分 61～99 分。 2——中度受损：总分 41～60 分。 3——重度受损：总分≤40 分

（2）精神状态评价。精神状态评价指对戒毒人员当前的认知功能、攻击行为、抑郁症状做出评价。任何出现精神状态改变或急性、慢性认知功能障碍的患者都应进行精神状态的评价。精神状态评价表如表 3-2-8 所示。

表 3-2-8　精神状态评价表

项目	评分	评价内容
认知功能		3 步指令： （1）我说三样（苹果、手表、国旗）东西，请重复一遍，并记住，一会儿会问您。 （2）画钟测验：请在这儿画一个圆形时钟，在时钟上标出 10 点 45 分。 （3）回忆词语：现在请您告诉我，刚才我要您记住的三样东西是什么？ 答：＿＿＿＿、＿＿＿＿、＿＿＿＿（不必按顺序）
	□分	0 分，画钟正确（画出一个闭锁圆，指针位置准确），且能回忆出 2～3 个词
		1 分，画钟错误（画的圆不闭锁，或指针位置不准确），或回忆出 0～1 个词
		2 分，已确诊为认知障碍，如痴呆
攻击行为	□分	0 分，无身体攻击行为（如打、踢、推、咬、抓、摔东西）和语言攻击行为（如骂人、语言威胁、尖叫）
		1 分，每月有几次身体攻击行为，或每周有几次语言攻击行为
		2 分，每周有几次身体攻击行为，或每日有语言攻击行为
抑郁症状	□分	0 分，无
		1 分，情绪低落、不爱说话、不爱梳洗、不爱活动
		2 分，有自杀念头或自杀行为
精神状态总分	□分	分级：□级 0——能力完好：总分 0 分。 1——轻度受损：总分 1 分。 2——中度受损：总分 2～3 分。 3——重度受损：总分 4～6 分

（3）感知觉与沟通评价。感知觉与沟通评价是对戒毒人员的意识水平、视力、听力、沟通交流等方面进行的评价。感知觉与沟通评价表如表 3-2-9 所示。

表 3-2-9 感知觉与沟通评价表

项目	评分	评分标准
意识水平	□分	0分，神志清醒，对周围环境警觉
		1分，嗜睡，表现为睡眠状态过度延长。当呼唤或推动患者的肢体时可唤醒，并能进行正确的交谈或执行指令，停止刺激后又继续入睡
		2分，昏睡，一般的外界刺激不能使其清醒，给予较强烈的刺激时可有短时的意识清醒，醒后可简短回答提问，当刺激减弱后又很快进入睡眠状态
		3分，昏迷，处于浅昏迷时对疼痛刺激有回避和痛苦表情；处于深昏迷时对刺激无反应（若评定为昏迷，直接评定为重度失能，可不进行以下项目的评估）
视力： 若平日戴老花镜或近视镜，则应在佩戴眼镜的情况下评估	□分	0分，能看清书报上的标准字体
		1分，能看清楚大字体，但看不清书报上的标准字体
		2分，视力有限，看不清报纸上的大标题，但能辨认物体
		3分，辨认物体有困难，但眼睛能跟随物体移动，只能看到光、颜色和形状
		4分，没有视力，眼睛不能跟随物体移动
听力： 若平时佩戴助听器，则应在佩戴助听器的情况下评估	□分	0分，可正常交谈，能听到电视、电话、门铃的声音
		1分，在轻声说话或说话距离超过 2m 时听不清
		2分，正常交流有些困难，需在安静的环境下或大声说话时才能听到
		3分，只有讲话者大声说话或说话很慢时才能部分听见
		4分，完全听不见
沟通交流： 包括非语言沟通	□分	0分，无困难，能与他人正常沟通和交流
		1分，能够表达自己的需要及理解别人的话，但需要增加时间或给予帮助
		2分，表达需要或理解有困难，需频繁重复或简化口头表达
		3分，不能表达需要或理解他人的话

分级：□级
0——能力完好：意识清醒，且视力和听力评为 0 分或 1 分，沟通交流评为 0 分。
1——轻度受损：意识清醒，但视力或听力中至少一项评为 2 分，或沟通交流评为 1 分。
2——中度受损：意识清醒，但视力或听力中至少一项评为 3 分，或沟通交流评为 2 分；或意识水平、视力或听力评为 3 分及以下，沟通交流评为 2 分及以下。
3——重度受损：意识清醒或嗜睡，视力或听力中至少一项评为 4 分，或沟通交流评为 3 分；或意识水平评为 2 分及以上

（4）社会参与能力评价。戒毒人员与周围人群和环境的联系与交流的能力包括生活能力、工作能力、时间/空间定向能力、人物定向能力和社会交往能力。社会参与能力评价表如表 3-2-10 所示。

表 3-2-10　社会参与能力评价表

项目	评分	评分标准
生活能力	□分	0分，除个人生活自理（如饮食、洗漱、穿戴、二便）外，能料理家务（如做饭、洗衣）或当家管理事务
		1分，除个人生活自理外，能做家务，但欠好，家庭事务安排欠条理
		2分，个人生活能自理；只有在他人帮助下才能做些家务，但质量不好
		3分，个人基本生活事务能自理（如饮食、二便），在督促下可洗漱
		4分，个人基本生活事务（如饮食、二便）需要部分帮助或完全依赖他人帮助
工作能力	□分	0分，原来熟练的脑力工作或体力技巧性工作可照常进行
		1分，原来熟练的脑力工作或体力技巧性工作能力有所下降
		2分，原来熟练的脑力工作或体力技巧性工作能力明显不如以往，部分遗忘
		3分，对熟练工作只有一些片段保留，技能全部遗忘
		4分，以往的知识或技能全部磨灭
时间/空间定向能力	□分	0分，时间观念（年、月、日、时）清楚；可单独出远门，能很快掌握新环境的方位
		1分，时间观念有些下降，年、月、日清楚，但有时相差几天；可单独来往于近街，知道现住地的名称和方位，但不知回家路线
		2分，时间观念较差，年、月、日不清楚，可知上半年或下半年；只能单独在家附近行动，对现住地只知名称，不知道方位
		3分，时间观念很差，年、月、日不清楚，可知上午或下午；只能在左邻右舍间串门，对现住地不知名称和方位
		4分，无时间观念；不能单独外出
人物定向能力	□分	0分，知道周围人们的关系，知道祖孙、叔伯、姑姨、侄子侄女等称谓的意义；可分辨陌生人的大致年龄和身份，可用适当称呼
		1分，只知家中亲密近亲的关系，不会分辨陌生人的大致年龄，不能称呼陌生人
		2分，只能称呼家中人，或只能照样称呼，不知其关系，不辨辈分
		3分，只认识常同住的亲人，可称呼子女或孙子女，可辨熟人和生人
		4分，只认识保护人，不辨熟人和生人
社会交往能力	□分	0分，参与社会，在社会环境中有一定的适应能力，待人接物恰当
		1分，能适应单纯环境，主动接触人，初见面时难让人发现智力问题，不能理解隐喻语
		2分，脱离社会，可被动接触，不会主动待人，谈话中有很多不适词句，容易上当受骗
		3分，勉强可与人交往，谈吐内容不清楚，表情不恰当
		4分，难以与人接触
社会参与总分	□分	分级：□级 0——能力完好：总分0～2分。 1——轻度受损：总分3～7分。 2——中度受损：总分8～13分。 3——重度受损：总分14～20分

（5）运动功能评价。运动功能评价包括对特殊戒毒人员进行 6 分钟步行试验与 Borg 呼吸功能测试，对特殊戒毒人员的有氧能力、耐力、心肺功能进行综合评价。

6 分钟步行试验被用作心肺运动测试（Cardio Pulmonary Exercise Testing，CPET）的替代方法，因为它具有操作简便、安全性好且易于管理的特点，所以常用作个体日常生活中的身体活动能力测试。运动功能评价表及运动功能分级分别如表 3-2-11、表 3-2-12 所示。

表 3-2-11　运动功能评价表

基本情况	姓名				病案号		
	性别				身高		
	年龄				体重		
目前诊断							
WHO/NYHA 功能分级							
服用药物	名称				剂量		
测试流程	测试项目						
	时间	心率	呼吸	血压	Borg 呼吸困难评分		血氧饱和度
开始测试							
测试结束							
步行距离	总距离：圈数×60m＋最后未完成的一圈的步行距离＝6 分钟步行总距离（m）						
试验中患者出现的症状							
备注	中途是否有暂停或停止："是"或"否" 其他：						

注：WHO 指世界卫生组织，英文全称为 World Health Drganization；NYHA 指纽约心脏病学会，英文全称为 New York Heart Association。

表 3-2-12　运动功能分级

分级	分级名称	分级标准
0	运动功能正常	运动距离＞550m
1	轻度运动功能不全	运动距离为 425～550m
2	中度运动功能不全	运动距离为 150～425m
3	重度运动功能不全	运动距离＜150m

Borg 呼吸困难评分量表（表 3-2-13）用来测量一个人的呼吸困难程度，它不需要任何设备，但要求参与体育活动的参与者评估轻度运动到剧烈运动的感知情况。在劳累期间，一个人通过决定自己的活动强度来使用 Borg 呼吸困难评分量表。

表 3-2-13　Borg 呼吸困难评分量表

分级	程度
0	一点也不
0.5	非常、非常轻微，几乎没被察觉
1	非常轻微
2	轻度
3	中度
4	有一些严重
5	严重
6	
7	非常严重
8	
9	
10	非常非常严重（最大程度）

2. 能力等级结果判定

能力等级结果判定卡如表 3-2-14 所示。

表 3-2-14　能力等级结果判定卡

能力等级	日常生活活动	精神状态				感知觉与沟通				社会参与				运动功能			
		0	1	2	3	0	1	2	3	0	1	2	3	0	1	2	3
0——能力完好	0																
	1																
	2																
	3																
1——轻度失能	0																
	1																
	2																
	3																

能力等级	日常生活活动	精神状态				感知觉与沟通				社会参与				运动功能			
		0	1	2	3	0	1	2	3	0	1	2	3	0	1	2	3
2——中度失能	0																
	1																
	2																
	3																
3——重度失能	0																
	1																
	2																
	3																

注：在使用能力等级结果判定卡时，一般根据日常生活活动进行初步定位，锁定目标区域，然后根据其他 3 项能力，在判定卡上同一颜色区域定位查找相应的能力等级。以下为几种特殊情况：①当日常生活活动为 0 级，精神状态、感知觉与沟通有一项为 1 级及以上，或社会参与为 2 级时，判定为轻度失能。②当日常生活活动为 1 级，后 3 项有一项为 0 级或 1 级时，判定为轻度失能；后 3 项均为 2 级或某一项为 3 级时，判定为中度失能。③当日常生活活动为 2 级，后 3 项全部为 2 级或某一项为 3 级时，判定为重度失能，否则为中度失能。

能力评估报告如表 3-2-15 所示。

表 3-2-15　能力评估报告

一级指标分级	日常生活活动：□	精神状态：□
	感知觉与沟通：□	社会参与：□
能力等级标准	0——能力完好：日常生活活动、精神状态、感知觉与沟通分级均为 0，社会参与的分级为 0 或 1，运动功能分级为 0。 1——轻度失能：日常生活活动分级为 0，但精神状态、感知觉与沟通中至少一项分级为 1 或 2，或社会参与的分级为 2，运动功能分级为 0 或 1；或日常生活活动分级为 1，精神状态、感知觉与沟通、社会参与中至少有一项的分级为 0 或 1，运动功能分级为 0 或 1。 2——中度失能：日常生活活动分级为 1，但精神状态、感知觉与沟通、社会参与分级均为 2，或有一项分级为 3，运动功能分级为 1 或 2；或日常生活活动分级为 2，且精神状态、感知觉与沟通、社会参与中有 1~2 项分级为 1 或 2，运动功能分级为 1 或 2。 3——重度失能：日常生活活动分级为 3；或日常生活活动、精神状态、感知觉与沟通、社会参与分级均为 2，运动功能分级为 2；或日常生活活动分级为 2，且精神状态、感知觉与沟通、社会参与中至少有一项分级为 3，运动功能分级 2	

续表

特殊情况说明	（1）有认知症/痴呆、精神疾病者，在原有能力级别上提高一个等级。 （2）近 30 天内发生过 2 次及以上跌倒、噎食、自杀、走失者，在原有能力级别上提高一个等级。 （3）处于昏迷状态者，直接评定为重度失能
能力等级	0——能力完好　1——轻度失能　2——中度失能　3——重度失能
评估员签名_____ 日期____年___月___日 信息提供者签名_____　日期____年___月___日	

（四）VR 评估

VR 评估系统可通过人工智能大数据平台开展戒毒所管理系统的戒毒及心理建档，档案可为后续戒毒和心理工作开展方案的制订提供科学依据，并通过科学项目训练做到科学戒毒，实现戒毒人员脱毒戒毒及心理健康提升。

VR 评估系统主要包括人工智能和虚拟现实的毒瘾评估系统、人工智能生物信息情绪压力评估系统、综合认知评估系统。

1. 人工智能和虚拟现实的毒瘾评估系统

人工智能和虚拟现实的毒瘾评估系统以 VR 显示技术和人工智能为手段，辅以脑电、皮肤电和心率等生物反馈设备，使用自主研发的评估及康复训练系统，通过科学有效的毒瘾评估及 VR 心理干预解决方案，使体验者在安全可控的环境下，完成对甲基苯丙胺成瘾的毒瘾评测及康复训练。

毒瘾干预模块包括厌恶治疗、脱敏治疗、回归治疗、认知康复训练等多个模块。影片内容均符合戒毒人员的心理学特征，从心理、情绪、认知等方面展开全方位针对性的戒毒干预。

2. 人工智能生物信息情绪压力评估系统

人工智能生物信息情绪压力评估系统通过大数据及人工智能算法将脑电、眼动、皮肤电、表情和言语信息应用在情绪压力评估领域[6]，进一步将评估客观化，以辅助识别及及时的后续干预，为心理工作者或临床医生开具客观的评估报告提供数据基础。

建议建立系统的追踪检测，使用情绪压力评估系统对全员进行风险评估。在首次筛查完成后，将得到全体人员的情绪压力状态评估报告，报告中包括情绪压力的评估分数。通过评估报告，可以及时了解来访者的情绪压力的潜在风险。

（1）若压力分数在 60 分及以上，则该人员的情绪压力程度较高，潜在安全风险较高。建议寻求专业诊疗帮助，进行明确诊断。根据医生的建议，可以进行药物或者心理治疗，并结合一定的心理干预治疗训练，及早控制严重状态，降低潜在风险。建议在 1 个月后使用评估系统进行再次评估。

（2）若压力分数在 30～60 分（包括 60 分），则该人员处于心理亚健康状态，有一定的情绪压力。建议结合该人员的具体情况，进行一定的心理干预治疗训练，或者在医师的帮助下进行需要的治疗。建议在 6 个月后使用评估系统进行再次评估。

（3）若压力分数在 0～30 分，则该人员的心理状态良好，情绪压力较低，潜在风险较低。建议在 1 年内进行再次评估。

3. 综合认知评估系统

综合认知评估系统是依据神经可塑理论，基于认知心理学和实验心理学，由望里科技研发设计的一套集专业测验与趣味训练于一体的综合评估系统。通过可视化行为学数据，该系统针对记忆力、注意力、注意加工能力、执行能力和决策能力五大心理品质，使心理品质训练更具游戏化、趣味化，从而高效、系统、全面地提升心理品质。综合认知评估系统不仅能客观反映被试的综合认知受损情况，还能对临床进行相关治疗干预提供诊断依据。

综合认知评估系统包含记忆力、注意力、注意加工能力、执行能力和决策能力五大评估模块。各模块均包含指导和练习部分，易理解便操作。评估过程中不需要对被试进行额外的指导。评估内容兼具专业性和趣味性，能精准、快速、高效地评估被试的认知能力。

模块一：记忆力——无意义图形再认。无意义图形的呈现和再认，需要被试选择正确的出现过的无意义图片，评估被试的空间形象记忆、工作记忆等。

模块二：注意力——视觉搜索任务。视觉搜索任务需要被试在规定时间内正确选择与中央图案相同的图案。视觉搜索的绩效，即准确性和时间指标可以作为对项目之间相似比较的一种指标，能够反映相似事物在自上而下加工中获得了更多的注意优势，考察了被试的注意力。

模块三：注意加工能力——快速序列视觉呈现。快速序列视觉呈现任务需要被试对不断快速出现的数字进行反应。测试结果包括反应时间、准确率等，用于评估患者持续注意加工的能力。

模块四：执行能力——视空间工作记忆。视空间工作记忆需要被试有良好的工作记忆和空间认知能力,准确执行视空间工作记忆信息,综合评估被试的执行能力。

模块五：决策能力——情感 Go/No-Go。情感 Go/No-Go 任务不仅需要被试对词的情感属性做出快速正确的判断,还需要对不同分任务颠倒的判断需求做出快速适应,综合考察被试的决策能力。

二、教育适应期评估

1. 教育适应期评估项目

教育适应期评估项目包括教育矫正、行为表现、康复训练、心理矫治、戒毒医疗 5 个方面。

2. 教育适应期评估内容

（1）教育矫正：包括入所教育、安全生产教育、戒毒常识教育。
（2）行为表现：包括遵守纪律、生活卫生、日常表现,以及戒毒医疗、心理矫治、教育矫正、康复训练等方面的态度。
（3）康复训练：包括基础康复训练知识的掌握和身体机能评估两个方面。
（4）心理矫治：包括心理健康水平测试。
（5）戒毒医疗：包括医疗卫生知识、稽延性戒断症状、精神病性症状。

三、教育适应期风险防控

（一）教育适应期运动风险划分

戒毒人员教育适应期运动风险按照危险级别分为无风险、低风险、中等风险、高风险 4 个风险等级,具体参照第一章第一节。

（二）教育适应期风险存在方面

1. 缺乏对体育健身的了解认知

大多数人只知道体育健身会给身体带来好处,但是如果缺乏健身知识,就会存在一些危险,要按照自身的身体状况制订合理的健身计划,运动前的热身、运动后的有效拉伸、避免进行过量的运动，每一个环节都是保证在运动中身体不受伤害的关键[7]。健身前要做好充分准备，需要对自己的身体有清楚的认知，了解自己的身体素质是否满足运动项目的需求，从而避免在运动过程中受到伤害。

2. 场地器材风险

场地陈旧或器材破损也是运动参与者在体育健身过程中需要防范的风险之一，如塑胶跑道坑洼不平整、运动器材陈旧。器材使用不当也是运动健身中需要注意的风险，掌握器材使用方法，合理使用器材，运动过程中如果存在危险动作，就需要辅助人员及时帮助。

3. 缺乏专业急救知识

在运动健身过程中遇到突发风险，如果缺乏急救知识及专业急救人员，就会延误救援时机。

4. 外界原因造成的风险

根据不同运动项目统计得出，在天气炎热或气候寒冷和能见度低的条件下出现运动风险的概率较高。

（三）教育适应期风险防控措施

从风险诱发源头来看，戒毒人员康复训练风险具有可预测性，个别运动风险事故的发生是偶然的、没有规律可循的，但是大部分的运动损伤原因都是带有一定规律性的。例如，戒毒所场地设施条件不好、戒毒警察管理松懈、戒毒人员热身不充分等因素均有可能导致康复训练风险的产生。

戒毒所要加强对场地器材的维修、保养及管理。建立完善的维修保养及管理制度，定期对训练场地设施器材进行检查维修及更换。场地器材的管理者要能够及时对可能产生威胁戒毒人员安全和健康的危害做出判断，在有可能产生运动风险的场地器材旁边给予相应的提示，而且应对戒毒人员进行相应的监管及必要的安全指导[8]；加强宣传，提高戒毒人员的安全意识。在康复训练活动中，戒毒警察应该在训练开展前对戒毒人员进行专门的安全教育，对在训练活动过程中可能存在的风险予以告知并将应对方法给予说明。同时戒毒所还应定期开展康复训练风险防范意识的专题讲座，使戒毒人员树立良好的风险防范意识；平时要加强戒毒人员身体素质的练习，如果戒毒人员身体素质较差，不能适应较大运动量的教学和训练，就可能会使他们在教学训练中面临超过自身承受能力和体力的情况，而且戒毒人员一般争强好胜，当面临这样的情况勉强自己时，就很容易出现伤害事故。

在风险产生过程中，防控康复训练风险发生的过程即戒毒人员参加康复训练活动的过程，这包括戒毒警察组织的训练活动、业余自主训练、戒毒所组织的各类型比赛和运动会。戒毒警察在教学和训练中往往起着主导性的作用，因此当戒毒人员发生运动损伤时戒毒警察也负有一定的责任。教学态度与训练管理、示范与讲解、康复训练风险的预见和自身安全防范意识的强弱等都对运动伤害事故的发生具有积极的抑制或者消极的诱发作用。因此，戒毒警察必须严格控制在康复训练教学或者训练中可能出现的诱发训练风险事故的各种因素。就戒毒警察的教学态度及训练管理而言，戒毒警察应该具有高度的责任心及良好的事业心。首先，应认真备课，备课不仅要备教材，还要备戒毒人员（包括戒毒人员的特点、性格、生理心理状态等），也要备场地器材。其次，戒毒警察要认真上课，使用合理有效的教学方法和训练手段，注重训练细节。再次，认真对康复训练现场进行管理，不仅要对自身讲课的过程进行管理，还要对戒毒人员上课的反馈进行管理。就训练动作的讲解与示范而言，戒毒警察要有过硬的教学基本功，只有如此才能清晰准确地向戒毒人员传达自己教授的内容。如果戒毒警察本身对动作或者技术的掌握不到位，也不能用语言向戒毒人员准确传达技术动作，那么戒毒人员势必会对动作的结构等产生模糊的认识，进而盲目地进行练习，这样就很容易造成运动损伤。就风险的预见及防范而言，戒毒警察在课堂教学或者训练过程中应进行全程的严密监控和预防，对于出现的影响训练教学秩序的行为决不能容忍，如针对戒毒人员不认真练习、追逐打闹等行为，一定要及时制止，否则训练秩序只会越来越乱，直到失去控制。一个失去控制的训练课，运动风险发生的概率是极大的。

在戒毒所组织的各类型比赛及运动会中，组织者一定要科学合理地安排活动时间，避免戒毒人员过于疲劳以至出现运动风险。因此，组织者一定要对比赛场地合理规划，避免场地相互间及场地与公共活动场地的交叉，导致运动风险的产生[9]；组织者还要对赛事秩序严格管理维护，避免由于观赛者的干扰发生损伤事故；对场地设施的巡查和检测一定要认真仔细，对发现的安全隐患要及时排除，严格控制风险事故的发生。

戒毒人员作为康复训练参加的主体，这就要求参加训练的戒毒人员一定要集中注意力，避免因不注意听戒毒警察讲解动作要领和安全注意事项，或者由于对动作概念模糊且粗心、盲目地练习动作而造成运动伤害；戒毒人员一定要增强自我保护的意识，在参加一些对抗激烈的项目时穿戴好护具，在身体疲劳或者有不适感觉时及时停止，因为人在疲劳时肌肉力量下降，对自身的保护力下降，此时最容易发生损伤。当身体不适时说明身体机能已经给予自己警告，此时如果不及时停止，就很可能使不适加剧，进而导致损伤出现；当身体出现轻微运动损伤时应该及时进行处理，不要继续参加运动，避免因小失大最后出现更大的运动损伤。当戒毒人员在自主参加业余自主运动的时候，因为没有专业的指导与监督，因此发生运动损伤的风险相应会增大，这些防控措施需要更加着重强化。

康复训练风险的客观存在性导致其并不能完全避免发生，训练风险可能随时发生，具有不确定性和偶然性。虽然戒毒所及戒毒警察都极力地想通过各种各样的预防手段避免这类事件的发生，但是由于运动风险的特性，这样的事件还是会时不时地发生，这样的风险很难消除。当这样的运动风险产生之后，我们应在最快的时间内采取合理而有效的措施处置伤情，避免因处置不及时或不合理而使戒毒人员伤情加重甚至受到二次伤害。

戒毒所首先要制订及时有效的预案，康复训练作为自带风险的活动，戒毒人员受到意外伤害的情况便不可避免，这就要求戒毒所在开展康复训练活动时提前做好充分的应急预案，以便在戒毒人员发生意外情况后能够得到及时有效的治疗[10]。例如，建立畅通的风险应急通道，使发生损伤的戒毒人员可以得到及时救治，加强戒毒所医务室的建设，保证拥有处置戒毒人员骨折、跌打损伤等各种情况的能力等。同时在平时的教学过程中应该加入有关运动损伤急救等相关的健康课程，或者召开相关的专题讲座，使戒毒人员在突发康复训练事故时第一时间做出科学合理的处置。

（四）教育适应期特殊戒毒人群风险防控措施

1. 传染病戒毒人员

在运动戒毒训练中，患有传染性疾病的戒毒人员应单独管理、起居集中，不参与习艺劳动、教育康复活动等，与他人保持适当距离。此类戒毒人员的运动项目应偏重于简单、强度较低的内容，如太极拳、八段锦等传统项目，强度较大的、动作幅度较大的运动项目不建议进行。

2．病残戒毒人员

病残戒毒人员在运动戒毒训练中需排除因病残原因不能进行的运动项目，了解病残戒毒人员身体状况等基础信息，并结合诊断情况和医嘱制订相应的戒毒训练方案。

3．其他特殊人群

特殊人群如患有高血压、糖尿病、心血管疾病、梅毒、丙肝等疾病的人员[11]，在进行常规训练活动时，根据他们的情况将其列为重点人员，应对这类人群加强观察，适时调整其运动强度，确保安全。

第三节　强制隔离戒毒人员教育适应期康复训练

教育适应期康复训练能够促进戒毒人员全面康复和顺利回归社会。这种康复训练不仅针对戒毒人员的生理依赖，还深入解决其心理和社会适应问题。通过科学、系统的训练，戒毒人员能够逐步摆脱毒品的控制，恢复身体健康，增强心理韧性，提高自我管理和控制能力。此外，康复训练还有助于培养戒毒人员的社会责任感和家庭责任感，提升其融入社会的能力，为其未来的生活和发展奠定坚实基础。总体而言，强制隔离戒毒人员教育适应期康复训练对于减少毒品危害、维护社会稳定、促进个人成长和社会和谐具有重要的作用与意义。

一、教育适应期康复训练的目的

强制隔离戒毒是指国家依法对吸毒成瘾者进行强制隔离，并对其进行一系列康复训练、教育和治疗等，以达到帮助他们戒除毒瘾、回归社会的目的。在强制隔离戒毒过程中，教育适应期康复训练是其中一个重要环节，旨在帮助戒毒人员在戒毒期间逐渐适应社会生活，提高自我控制能力，降低复吸风险。

二、教育适应期康复训练的必要性

1．帮助戒毒人员恢复身体机能

戒毒期间，戒毒人员的身体经历了巨大的变化，如身体机能下降、免疫力降低等。康复训练可以帮助他们逐渐恢复身体健康，提高身体素质和免疫力，为回归社会做好身体准备。

2. 提高戒毒人员的心理素质和自我管理能力

戒毒不仅是对身体的挑战，更是对心理的考验。教育适应期康复训练通过心理辅导、认知行为疗法等方式，帮助戒毒人员提高心理素质，增强自我管理能力，降低复吸风险。

3. 培养戒毒人员的社会适应能力

戒毒人员回归社会后面临诸多挑战，如就业、家庭关系、社交等。教育适应期康复训练通过相关课程和实践活动，帮助他们提高社会适应能力，更好地融入社会生活。

三、教育适应期康复训练的主要内容

1. 身体康复训练

身体康复训练主要包括体能训练、健康饮食、睡眠指导、药物治疗等方面的内容。此训练旨在帮助戒毒人员恢复身体健康，提高抵抗力。

2. 心理康复训练

心理康复训练主要包括心理辅导、认知行为疗法、情绪管理等方面的内容。此训练旨在帮助戒毒人员调整心态，提高自我认知和自我管理能力，降低复吸风险。

3. 社会适应能力训练

社会适应能力训练主要包括就业指导、家庭关系调适、社交技巧训练等方面的内容。此训练旨在帮助戒毒人员提高社会适应能力，更好地融入社会生活。

4. 学习与职业技能培训

针对戒毒人员的不同需求和兴趣，开展各类学习课程和职业技能培训，包括各类文化课程、实用技能培训、职业规划等方面的内容。提高他们的文化素养和职业技能水平，为回归社会做好充分准备。通过这些培训，可以帮助戒毒人员重新建立正确的人生观、价值观和世界观，提升他们的社会竞争力，为他们将来的就业和正常生活打下坚实的基础。同时，职业技能培训可以让他们掌握一技之长，增强自信心和自我价值感，提高回归社会后的生活质量。

5. 法律道德教育

加强法律道德教育，帮助戒毒人员增强法律意识，遵守社会道德规范。可以开设法律知识讲座、道德教育课程等，让戒毒人员认识到违法行为的危害性和后果，引导他们树立正确的价值观和人生观。通过法律道德教育，增强戒毒人员的法律意识和道德观念，可以降低他们复吸毒品和再次违法犯罪的风险，为维护社会稳定和安全做出积极贡献。

四、教育适应期康复训练的实施方式

1. 个体化方案

根据每个戒毒人员的身体状况、心理特点、社会背景等制订个体化的康复训练方案，确保每个戒毒人员都能得到适合自己的康复训练。

2. 集体活动

组织各类集体活动，如运动会、文艺晚会、讲座等，增强戒毒人员的集体荣誉感和团队协作意识。同时这些集体活动可以提高他们的身体素质和文化素养等各方面能力。

3. 分组讨论

根据康复训练的不同主题，将戒毒人员分成小组进行讨论和学习，促进彼此之间的交流和分享。通过分组讨论的方式可以让戒毒人员在轻松的氛围中互相学习、互相帮助，从而提高他们的自我认知和自我管理能力等素质。

4. 实践活动

组织各类实践活动，如社区服务、公益活动、职业体验等可以让戒毒人员在实践中学习社会规范和职业技能等各方面知识。通过实践活动的方式，戒毒人员可以更加直观地了解社会和就业等方面的知识,提高自身的社会适应能力等素质,同时还可以增强自信心和自我价值感。

五、教育适应期康复训练的效果评估

1. 定期检查

定期对戒毒人员的身体状况、心理状态等进行检查可以及时发现问题并采取相应的措施以保护他们的健康权益和生活质量水平。在教育适应期康复训练中,应注重观察戒毒人员的表现和变化,及时调整训练方案,以便更好地满足他们的需求。

2. 量化评估

通过问卷调查、量表测评等方式对戒毒人员的康复训练效果进行量化评估,可以更准确地了解他们的实际情况并及时采取相应的措施以改善他们的生活质量水平。这些量化指标可以包括生理指标(如体重、血压等)及心理指标(如焦虑程度、抑郁程度等)各方面指标。通过这些量化评估可以更准确地了解戒毒人员的实际情况并为进一步改善他们的生活质量提供科学依据。

六、总结与展望

教育适应期康复训练是强制隔离戒毒工作的重要组成部分,旨在帮助戒毒人员在戒毒期间逐渐适应社会生活,提高自我控制能力,降低复吸风险。在实际工作中,应根据戒毒人员的实际情况制订个性化的康复训练方案,并采取多种方式实施训练,以达到最佳效果。同时,应加强对康复训练效果的评估和长期追踪,不断完善工作方法和内容,为戒毒人员回归社会提供更好的支持和帮助。

在未来的发展中,随着科学技术的不断进步和社会需求的不断变化,强制隔离戒毒工作将面临更多的挑战和机遇。在教育适应期康复训练方面,可以进一步探索新的训练方法和手段,如利用 VR 技术进行心理辅导、利用大数据分析进行个性化训练等。同时,可以加强与其他领域的合作。例如,与心理学、社会学、医学等领域的专家学者合作,共同研究戒毒人员的康复训练问题,为戒毒工作提供更科学、更全面的支持和帮助。

总之,强制隔离戒毒工作是一项长期而艰巨的任务,需要全社会的共同努力和支持。通过不断完善教育适应期康复训练工作，帮助戒毒人员重新融入社会，不仅有助于个人的成长和发展，更有助于社会的和谐与稳定。

第四节 强制隔离戒毒人员教育适应期注意事项

强制隔离戒毒人员教育适应期是戒毒人员从戒毒所到社会的一个过渡期，在这个时期内，戒毒人员需要适应新的环境、新的生活方式和新的社会关系。因此，教育适应期对于戒毒人员来说非常重要。

首先，教育适应期是戒毒人员回归社会的重要阶段。戒毒人员经过一段时间的强制隔离戒毒后，已经基本摆脱了毒品依赖，但是他们对于社会、家庭、工作等方面的适应还需要一段时间。在这个时期内，教育适应期可以帮助戒毒人员更好地适应新的环境和生活方式，更好地融入社会。其次，教育适应期是戒毒人员心理康复的重要阶段。强制隔离戒毒会对戒毒人员的心理造成一定的伤害，包括焦虑、抑郁、自卑等情绪问题。教育适应期可以帮助戒毒人员更好地认识自己的心理问题，学习应对心理压力的方法，提高心理素质，促进心理康复。

在教育适应期，需要注意以下事项。

（1）心理问题需要得到重视。在强制隔离戒毒期间，戒毒人员可能会面临各种心理问题，如焦虑、抑郁、自卑等。这些心理问题可能会对戒毒人员的日常生活和康复产生负面影响。因此，在教育适应期，需要关注戒毒人员的心理健康问题，采取相应的措施进行干预和疏导。

（2）社会支持系统需要建立。在教育适应期，戒毒人员需要建立新的社会支持系统，包括家人、朋友、社区组织等。这些社会支持系统可以帮助戒毒人员更好地适应新的环境和生活方式，提供情感支持和帮助。

（3）职业技能培训需要开展。在教育适应期，还需要开展职业技能培训，帮助戒毒人员掌握一定的职业技能和就业知识。这些技能可以帮助戒毒人员更好地融入社会，提高就业能力和生活水平。

总之，教育适应期是强制隔离戒毒人员回归社会的重要阶段，需要关注其心理问题、社会支持和职业技能培训等方面的问题。通过建立良好的心理支持系统、提供情感支持和帮助、开展职业技能培训等方式，可以帮助戒毒人员更好地适应新的环境和生活方式，提高就业能力和生活水平，实现自我价值和社会价值的回归。

此外，为了更好地推动强制隔离戒毒工作的开展，还需要在以下几个方面进行进一步的完善和发展。

（1）加强科学研究。进一步深入研究戒毒人员的生理和心理特征，探讨成瘾机制和戒断症状的内在规律，为制订更加科学、更加有效的戒毒方案提供理论支持。

（2）强化技术手段。积极引入先进的科技成果，如人工智能、大数据分析、VR 等，应用到戒毒工作中来，提高戒毒效果和康复质量。

（3）增强社会参与。提高社会对戒毒工作的关注度和参与度，形成政府、社会、个人共同参与的多元化戒毒模式。例如，可以借助社区、家庭、企业的力量为戒毒人员提供更多的帮助和支持。

（4）拓展国际合作。加强与其他国家和地区在戒毒领域的交流与合作，共同探讨和研究戒毒工作的新理念、新方法，为全球的戒毒事业做出贡献。

（5）重视心理干预。在强调生理脱瘾的同时，更加关注戒毒人员的心理健康。针对他们可能出现的心理问题，如焦虑、抑郁、自卑等，开展专业的心理干预和辅导，帮助他们重建积极健康的心态。

总之，强制隔离戒毒工作需要多方面的努力和配合。通过不断完善工作机制，发挥各方面的优势，我们相信可以帮助更多的戒毒人员战胜毒品、重获新生，为社会的和谐稳定做出更大的贡献。

参 考 文 献

[1] 云南省女子强戒所课题组. 云南省正念瑜伽疗法在女性戒毒人员中的实践探索[J]. 犯罪与改造研究，2022（3）：40-44.
[2] 滕明君，林娟. 空间重塑：强制隔离戒毒到社区康复无缝衔接制度的形式重构[J]. 中国监狱学刊，2022，37（1）：124-128.
[3] 向舒，宋兵富. 司法行政强制隔离戒毒执法风险探析[J]. 法制与社会，2018（28）：131-132.
[4] SATO T. The eysenck personality questionnaire brief version: Factor structure and reliability[J]. The journal of psychology, 2005, 139(6): 545-552.
[5] 王开丽，郑永昌，李学卫. 数字化转型背景下老年人健身路径研究[C]//中国体育科学学会体能训练分会. 第八届中国体能高峰论坛暨第二届中国体能训练年会书面交流论文集. 上海：上海师范大学，2021：647-653.
[6] 宗林林，周佳慧，谢秋婕，等. 基于超图的多模态情绪识别[J]. 计算机学报，2023，46（12）：2520-2534.

[7] 曹澜，姚绩伟．体医融合视域下我国高校运动员医疗干预研究[J]．当代体育科技，2023，13（17）：5-8，13．

[8] 张晓雪．大学生课外体育活动的运动风险认知现状调查[J]．传媒与艺术研究，2023（1）：141-148．

[9] 余秋香，解乒乒．运动康复课程在戒毒领域开设的必要性研究[C]//中国体育科学学会．第十二届全国体育科学大会论文摘要汇编．天津：天津体育学院体育教育与教育科学学院，天津体育学院体育文化学院，2022：39-41．

[10] 冯连世，张雷，冯俊鹏．运动戒毒的中国经验：实践与理论[J]．中国体育科技，2021，57（6）：3-7．

[11] 宋秋英，姜祖桢．2022年强制隔离戒毒研究综述与展望[J]．犯罪与改造研究，2023（2）：23-35．

第四章 康复巩固期

强制隔离戒毒人员在经过教育适应期的训练并达到标准以后开始进入康复巩固期。

第一节 强制隔离戒毒人员康复巩固期基本情况

康复巩固期主要以情绪处理和激发戒毒动机为目标，通过体育锻炼以恢复体能。处于康复巩固期的强制隔离戒毒人员即将面临出所回归社会的新形势，增强他们的体质和提高他们的心理健康水平是非常重要的。

一、康复巩固期训练概括

经过教育适应期的训练后，强制隔离戒毒人员开始适应相应的运动训练，并掌握训练的基本内容，在达到康复巩固期的转入标准之后开始进入康复巩固期，进行进一步的训练强化和巩固。在这个时期，强制隔离戒毒人员的运动强度将进一步增强，达到中高强度的运动水平，并且通过康复巩固期的训练将会由目的性逐步发展为自觉性，并产生运动心理依赖，养成相应的运动习惯，再进一步进行行为强化巩固，从而保证戒毒人员回归社会后依然具有强烈的运动兴趣和习惯[1]。同时民警或康复训练师等工作人员加强运动宣教和训练指导，促进戒毒人员运动习惯养成和运动兴趣的产生，让戒毒人员喜欢运动、热爱运动，形成强烈的运动意识和良好的运动习惯。戒毒人员在整个康复巩固期将持续进行多样式的运动和素质训练，并进行相应的指标划分，直至达到康复巩固期转出标准，进入回归指导期。

二、康复巩固期任务

（一）运动风险评估

运动风险评估是强制隔离戒毒机构及时识别、系统分析戒毒人员康复训练过程中与实现戒毒机构内部控制目标相关的运动风险，合理进行风险评估，确定正确应对策略的评估形式。

强制隔离戒毒机构开展运动风险评估应当成立风险评估工作小组，通常由民警、康复训练师、医务人员等组成。风险评估工作小组可以设置在康复训练前期或康复训练中后期，必须与各个时期各区域之间密切联系，充分发挥运动风险评估的全程作用。

为及时发现运动风险，强制隔离戒毒机构应当建立运动风险定期评估机制，对康复训练过程中存在的风险进行全面、系统和客观的评估。康复训练运动风险评估应设置相应的时间跨度进行定期检查；戒毒人员自身状况、康复训练过程或管理要求等发生重大变化的，应及时对康复训练运动风险进行重新评估。康复训练运动风险评估结果应当形成书面报告并及时提交至个人档案机构保存，作为完整的训练过程控制的依据。

（二）运动行为转变

人的行为是指在一定的社会环境中，在人的意识支配下，按照一定的规范进行并取得一定结果的客观活动，人的行为具有目的性、调控性、差异性、可塑性和创造性。人的活动一般带有预定的目的、计划和期望，并且可以通过一定的实践活动来支配、调节和控制自己的行为，以达到期望的目的。当受到外部刺激时，人的行为也会受到家庭、学校、社会的教育与影响，从而可以改变自己的行为模式和生活方式，使之适应社会发展的需要。总而言之，人的行为是可以控制和重新塑造的。

动机是人的行为产生的直接原因，而动机是由人内在的需要和外界的刺激共同作用所引起的。其中，人内在的需要是人的行为产生的根本原因，外界的刺激是重要的作用条件。

戒毒人员在康复训练师的指导下，制订相应的阶段性训练目标，按要求完成康复训练过程，逐渐改变自己过往的行为，重新塑造运动习惯，通过运动来满足自身的需要，达到心理预期。康复训练师通过指导戒毒人员不断参与康复训练，适时给予鼓励或惩罚等刺激来强化积极行为和弱化消极行为，逐渐改变戒毒人员过往的不良运动行为，帮助其形成良好的运动习惯，从而增强戒毒人员的体质和提高其心理素质，最终达到康复训练的整体期望。

（三）运动习惯培养

在戒毒人员通过康复巩固期训练后，戒毒人员的行为会发生转变。在戒毒人员自身需求的基础上和康复训练师的具体指导下，为戒毒人员安排合适的康复训练模式，培养戒毒人员康复训练兴趣与方向，激励戒毒人员不断坚持下去，培养戒毒人员坚持运动的好习惯。

转变观念，树立为戒毒人员长期坚持体育活动打基础的思想，坚持"健康第一，快乐运动"的思想，让戒毒人员实现从"要我运动"到"我要运动"、从"学会"到"会学"的转变，充分挖掘戒毒人员的运动潜力，使戒毒人员从被动的运动状态变为积极参与、主动活动的运动状态。在合规合理的情况下，给戒毒人员足够的活动空间，发展戒毒人员体育运动个性，使戒毒人员成为自我锻炼的指导者和终身体育锻炼的受益者。

长期以来，戒毒所工作人员主要还是习惯于让戒毒人员通过体育活动来掌握体育基本知识、技术和技能，较少注重培养戒毒人员的运动态度、兴趣和习惯。对于戒毒人员来说，如果没有端正的运动态度，又没有运动兴趣和良好的运动习惯，戒毒人员就无法真正掌握体育活动基本知识、技术和技能，当然也就无法实现提高身体素质和培养运动习惯；相反，如果具有浓厚的兴趣，又具有良好的运动态度和习惯，戒毒人员就会以一种积极的态度、精神饱满的状态参加锻炼。戒毒人员体育教育应当使戒毒人员主动参与运动锻炼、积极地锻炼，从而培养戒毒人员健康的身心、长期运动锻炼的意识和能力，全面提高戒毒人员的身体素质、心理素质、体育文化素质，以及在提高社会适应能力的过程中发挥它特有的功能[2]。

（四）运动习惯巩固

戒毒人员经过康复巩固期训练后，逐步形成相应的运动习惯和各种运动技能。为保证戒毒人员在回归社会后依然保持这种状态，康复训练师不仅要在康复训练过程中时刻巩固戒毒人员的运动习惯，还要在康复训练后及时给予戒毒人员运动习惯和运动技能的强化，保证戒毒人员运动习惯的长久存在。

巩固技能是指教师在教学过程中引导学生在理解的基础上牢固地掌握学习内容，并能根据实际需要准确再现，恰当地运用教学方式。康复训练师在训练开始时、过程中和结束时，都要对戒毒人员进行相应的巩固强化，持续增强戒毒人员的运动意识，强化戒毒人员运动习惯，让戒毒人员对运动训练具有深度的认识和喜爱，逐步改变过往消极的日常活动习惯，养成积极的运动习惯。

强化是指康复训练师在宣教过程中对戒毒人员活动进行直接或间接干预，即对戒毒人员认识或行为中符合宣教要求的成分进行肯定、表扬、奖励，对戒毒人员的认识或行为中不符合宣教要求的成分进行否定、批评、惩罚，使直接或间接呈现的刺激物与康复训练师所期望的戒毒人员认识或行为之间建立稳固联系的宣教行为方式。

（五）康复巩固期训练内容

康复巩固期以增强戒毒人员身体素质、培养运动习惯为目标，帮助戒毒人员增强体质、树立合作精神、磨炼意志品质、改善情绪状态、提高拒毒能力，实现身心康复。康复巩固期康复训练以中高等运动强度为主，组织戒毒人员进行中高强度有氧耐力训练、力量训练、柔韧性训练、速度灵敏度训练、平衡协调训练等体能素质训练。同时开展太极拳、八段锦、VR 体感训练、基于近红外技术的神经反馈康复训练、"能量塔级"康复训练、康复操等特色训练项目。在组织戒毒人员进行中高强度康复训练时，戒毒人员应当通过健康筛查及身体机能筛查，并且体能素质达中等以上，训练强度以中等强度（最大心率的50%～70%或12～14自主感觉劳累）和中高强度（最大心率的60%～85%或12～16自主感觉劳累）为主[3]。

训练项目包括但不限于以下几项。

（1）有氧耐力训练：跑步、功率自行车、游泳、跳绳和球类运动等。

（2）力量训练：俯卧撑、仰卧卷腹、开合跳和平板支撑等徒手训练及各种机械训练等。

（3）柔韧性训练：以各部位拉伸训练为主。

（4）速度灵敏度训练：反口令动作、象限跳和听信号等变速变向训练。

（5）平衡协调训练：高抬腿走、闭目原地踏步走、平衡直线走、转体走、曲线运球、双臂绕环走、十字变向障碍跑等。

（6）传统养生运动：太极拳、五禽戏、易筋经、八段锦等。

（7）其他训练：VR 体感训练、基于近红外技术的神经反馈康复训练、"能量塔级"康复训练、康复操等。

三、康复巩固期训练原则

康复巩固期训练原则是在教育适应期的基础上依据戒毒康复训练活动的客观规律而确定的基本原则，是戒毒康复训练活动客观规律的反映，对戒毒康复训练实践具有普遍的指导意义。康复巩固期训练原则包括动机激励原则、有效控制原则、系统训练原则、周期安排原则、适宜负荷原则和适时恢复原则。

（一）动机激励原则

动机激励原则是指通过多种方法和途径，激发戒毒人员主动从事康复训练的动机和行为的训练原则。遵循这一原则可提高戒毒人员的训练积极性和主动性，培养他们的独立思考能力、创造能力和自我调控能力，促使他们高质量、高效率地完成训练任务，为彻底戒除毒瘾打下良好的基础。

（二）有效控制原则

有效控制原则是要求对戒毒康复训练活动实施有效控制的训练原则。在康复训练过程中，应准确把握和控制戒毒康复训练活动的各个方面或康复训练过程的各个阶段，以及训练的内容、量度及实施，并对它们进行及时的和必要的调节，以使得戒毒康复训练活动能够按照预先设计的方式运行，保证训练目标的实现。

（三）系统训练原则

系统训练原则是指持续地、循序渐进地组织戒毒人员进行系统性的康复训练的训练原则。系统训练的确立与康复训练过程的连续性和阶段性的基本特性密切相关。系统训练原则指出戒毒人员只有持续、循序渐进地进行训练，才有可能以运动习惯代替毒品成瘾。同时强调只有进行系统性训练，将多种体能素质系统安排，而不是单一、僵硬地训练，才能取得理想的训练效果。

（四）周期安排原则

周期安排原则是指周期性地组织戒毒康复训练过程的训练原则。依据戒毒人员的体质水平和精神状态，进行周期性的训练安排，按一定的动态训练节奏，循环往复，逐步提高训练内容的负荷水平。

（五）适宜负荷原则

适宜负荷是根据戒毒人员的现实可能和体质水平所制定的训练适应原则，确保在训练中给予适量的运动负荷，以取得理想的训练效果。戒毒人员在训练中承受了一定的运动负荷后，必然会产生相应的训练效应。机体对适宜的负荷会产生适应，适宜的运动负荷会产生良好的运动效果。如果运动负荷过小，则不能引起机体必要的应激反应，从而达不到训练目标和要求；如果运动负荷过大，则会出现许多负面效果，如疲劳乏力、兴趣降低和灰心丧气等，从而降低训练效率。

（六）适时恢复原则

适时恢复原则是指及时消除戒毒人员在训练中所产生的疲劳，并通过生物适应过程产生超量恢复，提高机体恢复能力的训练原则。在戒毒人员疲劳达到一定程度时，应依照训练的计划适时安排必要的恢复性训练，采取有效的恢复措施，使戒毒人员的机体迅速得到充分的恢复和提高。

四、康复巩固期转入转出标准及诊断评估

（一）康复巩固期转入标准

戒毒人员经过教育适应期训练后，进行教育适应期阶段性评价，评价内容包括教育矫正、行为表现、康复训练、心理矫治、戒毒医疗5个方面。其中教育矫正、康复训练、心理矫治、戒毒医疗分项得均在合格以上（分项满分的60%以上）且教育适应期总评估得分≥12分的，该阶段评估合格，具体内容见教育适应期相关内容。在阶段性诊断评估为合格后，紧接着转入康复巩固期。

（二）康复巩固期诊断评估内容

康复巩固期诊断评估内容包括行为表现、康复劳动、康复训练、心理矫治、教育矫正、戒毒医疗6个方面，具体如下。

（1）行为表现：包括遵守纪律、生活卫生、日常表现，以及康复劳动、戒毒医疗、心理矫治、教育矫正、康复训练等方面的态度。

（2）康复劳动：包括康复劳动期间生产质量、生产任务完成情况。

（3）康复训练：包括训练内容和生理机能两个方面。

（4）心理矫治：包括心理健康水平测试、心理调适与拒毒能力、心理渴求度。

（5）教育矫正：包括对课堂化认知教育学习的掌握情况、社会环境与适应能力恢复情况。

（6）戒毒医疗：包括医疗卫生知识、身体健康状况和日常诊疗情况。

（三）康复巩固期诊断评估标准

康复巩固期诊断评估标准包括行为表现（15分）、康复劳动（15分）、康复训练（12分）、心理矫治（12分）、教育矫正（8分）、戒毒医疗（8分），总分为70分。

1. 行为表现（15分）

行为表现评估采取日常考核与行为规范考试相结合的方式进行。

（1）日常考核（12分）。对戒毒人员的行为表现进行日常考核，根据康复巩固期内遵守纪律、行为规范、生活卫生和戒治态度等情况，对戒毒人员进行分项评估。

① 遵规守纪，服从管理，表现较好的，得3分；表现一般的，得2分；表现较差的，得1分。

② 戒治行为规范，行为养成较好的，得3分；行为养成一般的，得2分；行为养成较差的，得1分。

③ 生活卫生、内务规范的，得3分；生活卫生、内务规范一般的，得2分；生活卫生、内务规范较差的，得1分。

④ 参加各项戒治活动积极性高、态度好的，得3分；积极性、态度一般的，得2分；积极性不高、态度较差的，得1分。

（2）行为规范考试（3分）。按照部局、省局行为规范要求进行综合考核，采取闭卷考试的形式，试卷满分100分，试卷得分乘以3%为该项评估得分，结果四舍五入后取小数点后一位。

2. 康复劳动（15分）

（1）遵守各项康复劳动规章制度，按计划完成康复劳动任务、质量合格的，得9分；超额完成康复劳动生产任务的，根据超额的产量，得10～15分；未能完成相应康复劳动任务的，根据具体产量，得0～8分。

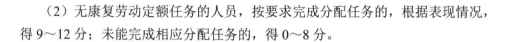

（2）无康复劳动定额任务的人员，按要求完成分配任务的，根据表现情况，得9～12分；未能完成相应分配任务的，得0～8分。

3. 康复训练（12分）

（1）熟练掌握康复操内容，动作规范，评定等级为优秀的，得2分；能够基本掌握康复操内容，动作流畅，评定等级为良好的，得1.5分；能够掌握部分康复操内容，评定等级为一般的，得1分；无法掌握康复操内容，评定等级为较差的，得0分。

（2）积极主动参加日常康复训练，遵守训练纪律，评定等级为优秀的，得2分；能够完成康复训练任务，态度端正，评定等级为良好的，得1.2分；能够完成康复训练任务，但未积极主动参加，评定等级为一般的，得0.6分；态度消极，训练不认真，评定等级为较差的，得0分。

（3）体检各项生理指标，BMI、心率、血压、肺活量等指标高于正常人群标准，评定等级为优秀的，得2分；各项指标均正常，评定等级为良好的，得1.2分；各项指标基本正常，评定等级为合格的，得0.6分；各项指标均低于正常人群标准，评定等级为较差的，得0分。

（4）根据国家体育总局发布的《国民体质测定标准（2023年修订）》，按照性别、年龄分别运用相关测试方法和仪器对握力、俯卧撑（男）/跪卧撑（女）、1分钟仰卧起坐、纵跳、坐位体前屈、选择反应时、闭眼单脚站立7项身体素质进行测试。每项测试成绩评定等级为良好的，得1分；评定等级为合格的，得0.5分；评定等级为不合格或不参加测试的，酌情得0～0.3分。（参照附录一）

身体残疾、年老体弱或严重病患者等特殊人群，经戒毒医疗中心鉴定，可参加部分测试项目，每项测试成绩评定等级为优秀的，得1分；评定等级为良好的，得0.5分；评定等级为不合格的，得0.2分；身体残疾无法参加有关项目测试的，可免去相对应的测试项目，测试分按测试项的一般等级分进行折算。

4. 心理矫治（12分）

（1）心理矫治诊断评估依据症状自评量表开展，针对测试中的9个因子及其他因子（反映饮食睡眠的7项题目归为因子10"其他"）分进行综合评定，每个因子分在正常范围的，得0.3分；超出正常值的，酌情得0.1～0.2分；严重超标的，得0分。

（2）对心理健康教育知识和防止复吸方法进行考核，采取闭卷考试的形式，试卷满分 100 分。此项评估分数为考试分数乘以 3%，结果四舍五入后取小数点后一位。

（3）积极参加所内心理戒毒课题训练，依从度较高、戒毒意愿较强烈的，得 1 分；不参加训练的，得 0 分。

（4）通过心理测量量表、脑电生物反馈仪器等方法进行评估，通过观看吸毒相关图片、视频，测试戒毒人员的毒品心理渴求度。渴求度低的，得 2 分；渴求度中等的，得 1 分；渴求度高的，得 0 分。

（5）以成瘾严重程度指数量表（参照附录四）为提纲，对戒毒人员进行心理访谈，对戒毒人员社会支持、药物滥用、酒精滥用、问题性赌博、违法犯罪、家庭关系 6 个方面进行评价。其中每项内容满分 10 分，6 项得分的总分乘以 5%为该项评估得分，结果四舍五入后取小数点后一位。

5. 教育矫正（8 分）

（1）对法律常识、文化素质、思想道德教育、戒毒常识进行综合知识考核，采取闭卷考试的形式，其中每项内容各占 25%，试卷满分 100 分，试卷得分乘以 6%为该项评估得分，结果四舍五入后取小数点后一位。

（2）根据是否能主动与家人通过书信、亲情电话等方式联系，并保持正常沟通，家属是否积极主动通过各种形式进行探访或积极主动参加场所开放日、家属学校等各类活动，得 0～1 分。

（3）积极参加场所职业技能培训并取得相关资质证书，具备一定就业能力的，得 1 分；参加场所组织的各类实用技术培训，经考核合格的（或取得结业证书的），得 0.5 分；参加场所组织的职业技能培训但未取得相关资质证书的，得 0 分。

6. 戒毒医疗（8 分）

（1）认真学习医疗卫生知识，考试优秀的，得 1 分；考试合格的，得 0.5 分；考试不合格的，得 0 分。

（2）体检各项生理指标，BMI、心率、血压、肺活量等指标正常的，得 3 分；各项指标基本正常的，得 2 分；各项指标较差的，得 1 分。（参照附录二）

（3）稽延性戒断症状消失或存在轻度稽延性戒断症状的，得 1 分；存在中度稽延性戒断症状的，得 0.5 分；存在重度稽延性戒断症状的，得 0 分。（参照表 3-2-1）

（4）因吸毒所导致的精神病性症状或原有精神病性症状得到有效控制的，得 1 分；症状得到基本控制的，得 0.5 分；症状未得到控制的，得 0 分。（参照附录三）

（5）日常诊疗过程中积极配合治疗，患病症状明显改善的，得 2 分；患病症状部分改善的，得 1 分；存在小病大养、夸大或隐瞒病情、不配合治疗，以及经医疗机构诊断为伪病，患病症状因主观因素无改善的，得 0 分。（参照附录二）

（四）康复巩固期转出标准

康复巩固期诊断评估标准包含行为表现（15 分）、康复劳动（15 分）、康复训练（12 分）、心理矫治（12 分）、教育矫正（8 分）、戒毒医疗（8 分）。其中，教育矫正、心理矫治、康复训练、戒毒医疗 4 个方面每项得分低于其单项满分的 60%，确定为"不合格"等次；得分高于 60%（含 60%），确定为"合格"等次；得分高于 80%（含 80%），确定为"良好"等次。以 4 项得分中的最低分确定戒毒人员康复巩固期诊断评估的等次，评估合格的，可转入回归指导期。

第二节　强制隔离戒毒人员康复巩固期基本工作

戒毒人员在进入康复巩固期后，要对戒毒人员的体质水平进行测量和评价。根据评价结果开具运动处方进行下一阶段的训练，同时根据戒毒人员的体质水平和测试结果对下一阶段的训练进行风险防控。

一、康复巩固期体质健康评价

戒毒人员经过教育适应期的康复训练后，需要重新对戒毒人员的体质水平进行测量评价，从而反映出教育适应期的阶段性的训练成果，并以此为基础进行康复巩固期的训练安排，有理有据开展戒毒人员的进一步康复训练。康复巩固期体质健康评价主要分为以下几个方面，具体测量内容以教育适应期测量方法为基准。

1. 体重

戒毒人员在康复巩固期需要再次测量体重，明确戒毒人员的体重变化程度，确保戒毒的身体形态的正常变化，并以此为基础制订康复巩固期训练计划。康复巩固期需要重新界定的指标为戒毒人员的 BMI 水平，在此基础上进行体质评价。BMI 是对戒毒人员身体素质影响的综合反映，是影响肥胖和骨密度的一个重要指标。BMI 是用体重公斤数除以身高米数平方得出的数字，是目前国际上常用的衡量人体胖瘦程度及是否健康的一个标准。

2. 肺活量

肺活量反映了戒毒人员肺的容积和扩张能力，是身体机能的重要指标之一，是重要的人体呼吸机能指数。在教育适应期的基础上，还可以加强测量，如时间肺活量测定法。时间肺活量作为肺功能的动态指标更为理想。时间肺活量是指最大吸气后用力做最快速度呼气，直至呼完为止，同时分别记录第 1s、第 2s、第 3s 末呼出的气量。正常标准为分别呼出其肺活量的 83%、96% 和 99%。患肺阻塞性肺部疾病者往往需要 5～6s 或更多时间才能呼出全部肺活量；在呼吸运动受限的许多病理状态下，第 1s 肺活量增加，并可提前呼完全部肺活量。

3. 血压

血压是指血液在血管内流动时作用于单位面积血管壁的侧压力，它是推动血液在血管内流动的动力。在整个康复训练过程中，血压的测量是重中之重，无论在什么阶段，测量血压总是戒毒人员训练过程的最重要环节。无论是在康复巩固期开始时还是结束时，血压都是必须测量的项目。血压测量前 30min 内应注意需要安静、放松和情绪稳定，以确保血压的准确无误，并马上做好记录工作。

4. 身体素质测试

身体素质测试包括台阶测试、6 分钟步行试验、选择反应时测试、力量素质测试和功能性运动评估测试等内容，可以系统地测评戒毒人员的力量、耐力、柔韧性、灵敏度和平衡协调性等体能素质。

二、康复巩固期生理健康评价

戒毒人员进入康复巩固期之后应继续使用稽延性戒断症状评定量表进行测试评价，观察戒毒人员生理功能变化，与教育适应期测试结果做相应对比，并详细记录测评结果。

三、康复巩固期心理健康评价

戒毒人员进入康复巩固期之后应继续使用艾森克人格测验、症状自评量表、强制戒毒者复吸倾向性心理调查表、应对方式问卷、简版流调中心抑郁量表进行测试评价，观察戒毒人员心理素质变化，并与教育适应期测试结果做相应对比，详细记录测评结果。

四、康复巩固期运动风险防控

（一）康复巩固期运动风险分级

运动前风险预警分级按照风险因素分为一级（高风险）风险因素、二级（中等风险）风险因素、三级（低风险）风险因素3类。分别进行评估测试并打分，满分100分。

（二）康复巩固期风险因素防控措施

1. 戒毒人员体质测试和康复训练中可能带来安全事故的情形

（1）严重的心脏病（包括心功能障碍，严重的心律失常，不稳定型、剧增型心绞痛，心肌梗塞后不稳定期，不稳定的血管栓塞性疾病，严重的心瓣膜病，先天性主动脉瓣狭窄等）。

（2）严重的高血压和心脑血管疾病。

（3）严重的呼吸系统、肝、肾疾病，贫血及内分泌病等（包括严重的糖尿病、甲亢等）。

（4）急性炎症、传染病等。

（5）肢体功能障碍、骨关节病等。

（6）精神疾病发作期间。

（7）患有其他不适合开展康复训练的疾病等。

2. 应立即中止戒毒人员体质测试和康复训练的情形

（1）运动负荷增加，而收缩压降低。

（2）运动负荷增加，而心率不增加或下降。

（3）出现胸痛、心绞痛等。

（4）出现严重运动诱发的心律失常。

（5）出现气急、头晕、耳鸣、胸闷、心痛、呼吸困难、面色苍白、出冷汗、呼吸急促、下肢无力、意识不清、动作不协调等。

（6）戒毒人员感觉不适要求停止测试或训练。

（7）出现其他不适合继续康复训练的症状等。

3. 暂缓或免于体质测试和康复训练的程序

对因身体患病，以及受伤、残疾等原因不宜开展体质测试和康复训练的戒毒人员，经本人申请，戒毒医疗中心审定或医疗档案中已经具有相关证明的，可以暂缓或免于部分以至全部项目的体质测试和康复训练，具体情况记入戒毒人员康复训练档案。

4. 康复训练运动风险防控措施

（1）心率检测。运动开始前进行心率测量，心率在 60～100 次/min 且无其他不适时，可进行下一步运动。在运动过程中，应佩戴 Polar 表或心率带，随时检测心率。运动风险防控需重点控制运动心率。

（2）实时观察与自我感觉。戒毒人员在进行运动戒毒时，康复训练师及辅助人员应注意观察其运动过程中是否出现憋气、呼吸困难、头晕、大量出汗、极度口渴、局部疼痛难忍等情况。上述情况如有出现或当戒毒人员自身感到不适时，应立即调整运动强度或停止运动。

（3）积极放松。运动结束后，应进行充分拉伸与主动放松，禁止立即蹲坐休息、吸烟、大量吃糖、大量饮水等行为。

（4）实时观察与自我感觉。如出现胸闷、胸痛、呼吸困难、头晕等其他不适症状时，应及时上报给医务人员进行处理与治疗。

（5）基础指标检查。运动后的次日应进行基础状态测定。例如，基础心率每分钟波动不超过 3～4 次；呼吸频率每分钟波动不超过 2～3 次；血压变化范围上下在 10mmHg；体重减少在 0.5kg 以内。

第三节　强制隔离戒毒人员康复巩固期康复训练

通过运动教学、健康教育、自主锻炼、运动竞赛和训练成果展示等活动改善戒毒人员身体素质和机能；帮助戒毒人员掌握身体康复训练常识、培养运动习惯、提高运动康复技能；促进戒毒人员心理成长，培养戒毒人员坚韧耐挫的意志品质，增强戒毒人员合作进取的意识，提升戒毒人员适应社会生活的能力。

一、康复巩固期运动风险分级

根据康复巩固期运动风险分级进行康复训练前风险评测打分。本评分遵从山东省戒毒管理局运动戒毒风险防控操作规范，具体打分细则参照运动前风险预警分级，根据总分分为以下级别。

无风险：总分在 80 分以上，无家族遗传病史，无严重既往病史和慢性病，无运动系统器质性损伤，可以进行正常的高负荷、大强度运动训练。

低风险：总分在 60～80 分，年龄在 45 周岁以下，无家族遗传病史，无严重既往病史和慢性病，无运动系统器质性损伤，能够进行体能测试或各种强度的运动训练，包括激烈或中度的体能测试或运动训练，且在体能测试与运动训练时医生不需要在场。

中等风险：总分在 40～60 分，年龄在 50 周岁以下，患有高血压、冠心病、糖尿病等慢性非传染性疾病，无严重运动系统器质性损伤，可以接受非最大负荷的体能测试或是中度运动训练，且在体能测试或运动训练时医生无须到场。然而，建议医生在戒毒人员进行激烈体能测试或剧烈运动训练时在场。

高风险：总分在 40 分以下，年龄在 50 周岁以上，或者患有严重的慢性病、心脑血管疾病、呼吸系统疾病、急性炎症、传染病、运动系统器质性损伤等，无法参加体质测试或体质测试结果不合格的。这类戒毒人员是否进行运动训练或体能测试，以及运动的频率、时间、强度等完全遵医嘱，进行运动训练或体能测试时医生必须在场。

运动风险防控测试应该伴随戒毒人员整个戒治周期，尤其是在戒治期间的前 6 个月，应当每个月进行一次评估，预防戒毒人员在日常生活及运动活动中发生不必要的运动损伤。在之后的 18 个月，应当每 3 个月进行一次，用以更好地制订训练计划，提高戒毒人员身体基本素质，提高其训练效果。

例如，当戒毒场所无相关设备及器械需进行风险防控时，应根据现有条件优先对戒毒人员进行医学检查，在确定其身体处于基本健康的状态下进行实验室运动能力检查，最后根据其运动能力表现制订相关的运动计划。在训练过程中，注意医疗保障，防止出现突发性危险。

二、康复巩固期康复训练内容

（一）强制隔离戒毒人员有氧耐力训练

1. 强制隔离戒毒人员有氧耐力

有氧耐力是指人机体长时间进行有氧供能的工作能力。有氧耐力可分为两种，一是力量耐力，二是速度耐力。负荷强度为人体最大负荷强度的 75%～85%，心率一般在 110～150 次/min。时间最少 5min，一般在 15min 以上。决定机体有氧耐力的生理因素主要是运动中氧气的供应因素和作为能量物质的糖原含量。对于戒毒人员来说，有氧耐力训练是所有康复训练的基础，也是戒毒人员身体素质康复的重要内容。戒毒人员在进行有氧耐力训练前，应根据个人情况选择相应的运动强度和运动时间，训练项目包括快走、慢跑、功率自行车、跳绳、中低强度球类运动和各种有氧器械的中低强度训练等。一般情况下，戒毒人员有氧耐力训练运动强度应该控制在靶心率左右，靶心率为 170－年龄的数值。例如，戒毒人员年龄为 30 岁，那么他的靶心率就是 170－30＝140（次/min）。一周进行 3～5 次，每次 30～60min，具体情况取决于戒毒人员自身的能力水平，有能力者可根据个人情况增加运动强度和运动时间。

2. 强制隔离戒毒人员有氧耐力训练方法

（1）持续负荷法。持续负荷法是发展有氧耐力的主要方法。其特点是负荷量大，没有间歇。持续负荷法根据速度是否变化又分为匀速训练和变速训练两种。采用持续负荷法训练时，每次负荷时间不少于 30min[4]。戒毒人员负荷时间应达到 30～45min，对具有较高体质水平的戒毒人员负荷时间可以达 45～60min。运动强度可以通过测定心率等方法计算，心率可控制在 120～160 次/min。

（2）变速训练法。在戒毒人员进行有氧耐力训练时，也可以采用变速训练法，在训练过程中逐步提高训练速度，即从较低的运动强度提高到中等运动强度。例如，进行 30min 跑步训练时，前 10min 可用较低的速度完成，然后 10min 将速度提高到较低于中等强度的水平，最后 10min 则用中等强度的速度完成。此外，还可以从中等强度到高强度之间不断变换强度。例如，在每 1～10min 的最高强度负荷后，可穿插安排中等强度负荷，以保证机体在下一次提高负荷前稍有调整。

采用最高强度的负荷时，心率可达到 180 次/min，恢复阶段降到 140 次/min。有节奏的、波浪形变化的强度安排，有助于进行大负荷训练，并能有效增强心脏和中枢神经系统功能，提高机体在不同情况下的适应能力，从而大大提高有氧耐力水平，有效增强戒毒人员的体质水平。但是变速训练法需要一定的体质基础，应针对戒毒人员身体状态适时采用。

（3）间歇训练法。间歇训练法是采用各种强度的重复刺激，并在训练之间按预定计划安排间歇时间，不完全休息的训练方法。这种方法对发展耐力水平非常有效。间歇训练的主要影响因素包括运动强度、负荷次数、持续时间、间歇时间、休息方式、训练组合等，具体如下。

① 运动强度：短距离或中距离间歇训练心率应达到 150～170 次/min，长距离间歇训练心率应达到 120～150 次/min。只有用较大的运动强度才能有效增强心脏功能，达到发展有氧耐力的目的。

② 负荷次数：一般以距离和时间来计数。戒毒人员进行训练时基本要求是一次训练负荷次数不要过多；若一次训练负荷次数较多，持续时间长，则会导致工作强度下降，不利于心脏功能的提高。

③ 持续时间：可根据训练任务和戒毒人员本身情况确定。每次训练的持续时间可分别为 15～60s、2～8min 等，较多的是 30～60s。但整个训练持续时间应尽可能延长，保持在 0.5h 以上。只有这样才能改善戒毒人员的有氧耐力及其心脏的潜在功能，并有利于戒毒人员坚定意志品质的培养。

④ 间歇时间：为实现对戒毒人员呼吸和心血管系统不间断地刺激，主要以心率来控制间歇时间。其基本要求是在戒毒人员机体尚未完全恢复（心率恢复到 120～140 次/min）时进行下一次训练。这样可使戒毒人员在休息阶段摄取大量氧气，并使整个训练过程的摄氧量和心搏量都保持在较高水平上。

⑤ 休息方式：采用渐进式活动休息方式。例如，在一定时间内逐渐降低运动速度或运动强度，直到活动停止。这样的方法可以对肌肉中的毛细血管起到"按摩"作用，使血液尽快流回心脏，重新分配到全身，以尽快排除机体中堆积的酸性代谢产物，以利于下一次训练。

⑥ 训练组合：训练组采用间歇训练法发展有氧耐力一般有两种组织方式。一种是分段训练，即以训练的次数与组数安排训练。另一种以连续间歇方式安排训练。

（4）重复训练法。重复训练法是指在每次训练后进行充分休息，等完全恢复以后再重复进行的方法。较长时间的重复训练对有氧耐力要求很高，重复训练的运动量较大，对戒毒人员的体质水平具有一定的要求，应根据戒毒人员训练具体情况选择应用。

3. 强制隔离戒毒人员有氧耐力训练要求

（1）应激发戒毒人员的主动性，培养戒毒人员有氧耐力训练的兴趣、思想认知和意志品质。

（2）应注重呼吸方法、节奏和深度，加深吸气和呼气的深度，尽量用鼻呼吸，注意呼吸节奏与动作节奏相一致。

（3）应注意有氧耐力训练和无氧耐力训练相结合，其训练方式应视实际情况而定。

（4）应加强医务监督，戒毒人员在耐力训练前应进行血压、心率等体质评定，应询问其自我感觉。在训练时应及时观察戒毒人员对负荷强度安排的承受情况，如动作的变异程度、面部表情等，一旦发现异常情况，应根据实际情况降低强度或立即停止训练。

4. 强制隔离戒毒人员有氧耐力训练注意事项

（1）有氧耐力训练开始时进行身体预热，在最短的训练时间里达到最好的运动效果，从而有效地促进新陈代谢。

（2）在训练过程中出现头晕、恶心、疼痛等不适时应立即停止训练。

（3）在训练过程中要合理选择运动强度和运动时间，防止运动强度过大和运动时间过长，存在心血管问题的戒毒人员要加强监护。

（4）在训练之后应该进行充分的放松运动。

（5）运动前或运动后建议做好准备工作，保证有氧耐力训练的有效进行，避免缺氧带来的不适感。

（二）强制隔离戒毒人员力量训练

力量训练的方法分为动力性力量练习法、静力性力量练习法。在低风险康复训练中，为保证戒毒人员训练安全，降低过度训练引起的心脑血管风险，对戒毒人员力量训练采用静力性力量练习法。一般采用40%~60%的负荷强度。具体次数因负荷强度不同而异。重复组数视康复训练人员而定，一般组数不宜太多，应避免用组数去弥补练习的重复次数不足。

静力性力量练习法对提高戒毒人员的最大力量有很好的作用。负荷强度为最大强度的60%～70%时，持续时间为6～10s；负荷强度为最大强度的80%～90%时，持续时间为4～6s；负荷强度在最大强度的95%以上时，持续时间为2～3s。练习组数不超过4组，间歇时间相对较长。

1. 强制隔离戒毒人员力量素质

力量素质可分为最大力量和力量耐力。最大力量是指肌肉通过最大随意收缩克服阻力时所表现出来的最高力值；力量耐力是指肌肉长时间克服阻力的能力。通常发展最大力量时采用负荷较大、重复次数较少的训练方法，发展力量耐力时采用负荷较小或中等负荷与重复次数较多的训练方法。

2. 强制隔离戒毒人员力量训练手段

虽然各种不同力量均有各自的训练手段，但力量训练也有一些共同的训练形式，现归纳如下。

（1）负重抗阻力训练。负重抗阻力训练可作用于机体任何一个部位的肌肉群。这种训练主要依靠负荷的重量和训练的重复次数刺激机体发展力量素质。负重抗阻力训练的方式多种多样，负荷的重量及训练的重复次数可随时调整，它是身体素质训练中常用的一种手段。

（2）克服弹性物体阻力的训练。克服弹性物体阻力的训练是依靠弹性物体变形而产生阻力发展力量素质的一种手段，如使用弹簧拉力器、拉橡皮带等。

（3）利用外部环境阻力的训练。例如，在沙地、草地、水中的跑和跳等属于利用外部环境阻力的训练。做这种训练要求轻快、用力，所用的力量往往在动作结束时较大。

（4）克服自身体重的训练。克服自身体重的训练主要是由人体四肢的远端支撑完成的训练，迫使机体的局部部位来承受体重，促使该局部部位的力量得到发展，如引体向上、倒立推进、纵跳等。

（5）利用特制的力量训练器的训练。利用特制的力量训练器可以使训练者的身体处在各种不同的姿势（坐、卧、站）进行训练。这不仅可以直接发展所需要的肌肉群力量，还可以减轻心理负担，避免伤害事故发生。另外，还有电刺激发展肌肉力量的训练器。

3. 强制隔离戒毒人员力量训练要求

（1）方法手段选择的目的性。力量训练目的明确，不同性质的力量在方法手段的选择上存在着差异，要选择恰当的训练手段。

（2）负荷与恢复的合理性。进行不同性质的力量训练，根据不同部位的肌肉的选择性适应来进行交替力量训练，训练后要注意进行肌肉放松，培养肌肉放松能力。

（3）次序性。合理安排力量训练的顺序。

（4）连续性、阶段性。进行力量训练时要分为发展阶段、保持阶段和恢复阶段，保证力量训练的连续性。

（5）整体性。重视大肌肉群、小肌肉群训练，同一部位的大肌肉群可用两种或两种以上的手段进行训练。注重力量与其他素质及技术的结合训练。

4. 强制隔离戒毒人员力量训练内容

力量训练的目的是通过提高戒毒人员肌肉内及肌肉间的协调程度提高最大力量，同时减少肌纤维体积的增加。该训练负荷强度控制在最大强度的85%以上；负荷数量，每组1～6次，3～6组；间歇时间为2～5min。

（1）力量训练的基本方法。金字塔训练法开始的强度不低于最大强度的65%，然后逐步提高强度，减少重复次数，直至最大强度。

具体要求：开始负荷为最大负荷的70%，做4组，每组4次；递增负荷至80%，做3组，每组3次；递增负荷至90%，做2组，每组2次；递增负荷至100%，做1组，每组1次。

根据肌肉收缩形式，力量训练主要分为动力性力量训练和静力性力量训练两大类。

① 动力性力量训练[5]主要由负荷强度（负荷重量）、组数、每组重复次数、完成动作速度、每组间歇时间等因素组成，如表4-3-1所示。

表4-3-1　动力性力量训练因素

训练目的	负荷强度/%	组数/组	每组重复次数/次	完成动作速度	每组间歇时间/min
发展最大力量	85～100	6～10	1～3	快到适中	3
发展力量耐力	60 以下	2～4	12 以上	适中	3～4

② 静力性力量训练是肌肉在紧张用力时其长度不发生变化的力量训练,它一般采用较大重量的负荷以递增重量的方法进行训练。但是过多使用静力性力量训练会阻碍动作速度和协调性的发展。在进行静力性力量训练时,要与动力性力量训练相结合,同时静力性力量训练应与技术动作相一致,注意调整呼吸,可以在训练前做多次深吸气,坚持数秒,然后慢慢呼出[6]。静力性力量训练因素如表4-3-2所示。

表4-3-2 静力性力量训练因素

负荷强度/%	50 以下	50～70	70～90	90 以上
组数/组	2～4	2～4	4～6	3～5
每组持续时间/s	20 以上	12～20	8～12	3～6
每组间隔时间/min	3～4	3	3	3～4
训练目的	发展力量耐力	发展力量耐力	发展最大力量	发展最大力量

（2）按部位进行力量训练。

① 臂部力量训练。

训练内容:仰卧撑、卧推、哑铃弯举、引体向上、双杠臂屈伸等。

组数:5～8 组。次数:10～15 次。间歇时间:2～3min。

② 肩部力量训练。

训练内容:胸前推举、直臂前上举、两臂侧摆、快挺杠铃、快速平推杠铃等。

组数:5～8 组。次数:10～15 次。间歇时间:2～3min。

③ 背部力量训练。

训练内容:持铃耸肩、直腿硬拉、宽距引体向上、背屈伸等。

组数:5～8 组。次数:10～15 次。间歇时间:2～3min。

④ 腰部力量训练。

训练内容:山羊挺身、负重弓身、负重体侧屈、负重侧拉、负重体回环、俯卧两头起等。

组数:5～8 组。次数:15～20 次。间歇时间:2～3min。

⑤ 腹部力量训练。

训练内容:仰卧起坐、半仰卧起坐、仰卧举腿、悬垂举腿、屈膝举腿、仰卧两头起、举腿环绕等。

组数:5～8 组。次数:15～20 次。间歇时间:1～2min。

⑥ 腿部力量训练。

A. 训练内容：深蹲、半蹲、负重伸小腿、皮筋屈小腿、负重蹬台阶、肩负同伴深蹲起、负重蹲跳、弓箭步跳、弓箭步走、快推跳、足尖深膝蹲、负重提踵等。

组数：5～8 组。次数：15～20 次。间歇时间：1～2min。

B. 训练内容：纵跳、蛙跳、直膝跳、跳深、跳台阶、多级跨跳、跳栏架等。

组数：8～10 组。次数：15～25 次。间歇时间：0.5～1min。

5. 强制隔离戒毒人员力量训练注意事项

（1）应使全身的大肌群和主要肌群得到充分的训练，并对薄弱肌群进行针对性训练[7]。

（2）应使肌肉得到充分的伸展拉长和收缩，训练后应积极采取按摩、抖动、拉伸等措施，使肌肉得到充分放松、加快恢复。

（3）当戒毒人员适应了某一负荷且力量增长后，应按照循序递增原则适当增加训练强度及负荷。

（4）应使全身各肌肉群交替训练，戒毒人员每周应进行 3～5 次力量训练，训练时间每次不应少于 30min，同一肌肉群训练间隔时间不应少于 48h。

（5）在力量素质康复训练中应指出须立即停止运动的指征。例如，心脏病患者在运动中出现以下指征时应停止运动：运动时上身不适，运动中无力、头晕、气短，运动中或运动后关节疼痛或背痛等。

（三）强制隔离戒毒人员柔韧性训练

1. 强制隔离戒毒人员柔韧性

柔韧性是指人体关节活动幅度，以及关节韧带、肌腱、肌肉、皮肤和其他组织的弹性和伸展能力，即关节和关节系统的活动范围。强制隔离戒毒人员柔韧性训练主要有下肢柔韧性训练、腰部柔韧性训练、上肢柔韧性训练[8]。

静力性伸展运动是在一定时间里，缓慢地将肌肉、肌腱、韧带拉伸到一定活动范围的伸展活动。静力性伸展运动的主要特征是动作缓慢并停留一定时间[9]。静力性伸展练习是目前较理想的伸展练习方法。与动力性伸展练习相反，静力性伸展练习要求四肢缓慢伸展，参训者着重体会肌肉被拉长的过程。这种方法可减少或消除超过关节伸展能力的危险性，防止拉伤。

跨过关节的肌肉、肌腱、韧带等软组织的伸展性[10]主要通过合理的训练获得。戒毒人员的柔韧性对于康复训练具有非常重要的意义，可以有效地改善戒毒人员的体质水平，提高戒毒人员运动技能，有利于戒毒人员技巧性运动的习得，给予戒毒人员更多的运动能力和运动信心。例如，太极拳、五禽戏、康复操、游泳等项目需要较高的柔韧性，戒毒人员进行训练时因柔韧性差而大量动作不能到位，动作发展受到限制会降低训练信心。参与这些项目的戒毒人员只有以全面发展关节柔韧性并适应这些专项需要为前提[11]，才能突出柔韧性的重要性。

力量训练和柔韧性训练具有很强的关联性。在训练中，当肌肉力量的提高与肌肉柔韧性发展之间达到平衡时，关节周围软组织就不会受到损伤[12]，可以有效促进戒毒人员柔韧性训练的效果。戒毒人员只要遵循柔韧性训练的要求，那么力量训练所导致的肌肉增长（肌肉体积增加）就不会限制关节的活动。有计划地加强力量训练和柔韧性训练，从而有效地保证戒毒人员长期康复训练的目标达成。

2. 强制隔离戒毒人员柔韧性训练方法

（1）静力性伸展运动。静力性伸展运动是在一定时间里，局限在一定活动范围内的伸展活动[13]。静力性伸展运动的主要特征是动作缓慢。在做静力性伸展运动时会有不适感觉，但不会感到疼痛。需注意：①每个动作停顿 15～20s；②重复动作两次；③每周训练 5～7 次；④做全身性的伸展运动。

在做伸展运动时要顺应身体状况。如果感到疼痛，就立刻停止训练，因为疼痛感是身体在发出停止的信号。

（2）动力性伸展运动。动力性伸展运动由一整套大幅度动作组成，比静力性伸展运动强度要大，一般放在静力性伸展运动之后，可为训练或比赛做准备[14]。动力性伸展运动能够刺激某些特殊关节神经系统的活动，通过这些活动，肌肉和关节为接下来的激烈运动做好热身准备。动力性伸展运动的主要特征是动作剧烈。动力性伸展运动的目的是通过完成某些特定运动来增加肢体的活动范围。动力性伸展运动是介于静力性伸展运动和大强度运动之间的过渡形式。在做热身运动时加入它十分有利于持续扩大肢体关节的活动范围。动力性伸展运动有两种形式：一种是常规训练；另一种是特定运动项目的速度与移动训练。

（3）被动伸展运动。被动伸展运动由另一名戒毒人员或一名康复训练师协助戒毒人员来完成。被动伸展一定要掌握必要的技巧，以保证安全。被动伸展运动对于扩大戒毒人员的关节活动范围特别有效[15]。协助训练的戒毒人员或康复训练师必须小心，避免戒毒人员受伤。在进行被动训练时，应注意动作要缓慢，肌肉有拉紧的感觉，但并非疼痛感，拉伸训练量要自己有所控制。

3. 强制隔离戒毒人员柔韧性训练内容

（1）颈部柔韧性训练。

① 保持身体平衡，双手置于臀部两侧。

② 低头，头部右侧向肩膀移动。在头部返回原位之前，保持此姿势 5s。

③ 头部后仰，脸朝上。在头部返回原位之前，保持此姿势 5s。

④ 头部朝肩膀另一侧移动，重复。

⑤ 头部前倾，下颌靠近胸部。

上述每种头部运动保持 5s，重复训练 3 次。

（2）双臂和肩部伸展训练。

① 保持身体直立或坐立姿势，在身体周围留出足够的空间。

② 双臂向上伸展，一只手握紧肘部。

③ 肘部慢慢下拉，让未抓握肘部的手在肩胛骨之间移动。保持此姿势 10s。

（3）体侧伸展训练。

① 保持身体直立姿势，两脚之间的距离略比肩宽。

② 一只手臂越过头顶向上伸展成芭蕾姿势，另一只手臂自然下垂。

③ 腰部向两侧弯曲，保持身体的伸展姿势。身体向一侧弯曲，保持此姿势 10s，放松，再向另一侧弯曲。重复训练 2 次。

（4）髋部屈肌和臀部伸展训练。

① 从仰卧姿势开始，双手抱紧一侧腿的膝关节。

② 腿部抬起，双手抱紧膝关节并朝胸部拉。保持此姿势 10s。

③ 滚动身体，伸展腿仍然与地面接触，弯曲腿和地面成直角。

④ 身体慢慢从原位置转回，使背部与地面接触，面部向上，身体下肢朝另外的方向转动。

⑤ 保持以上每种姿势各 10s。重复训练 3 次，每条腿间歇 20s。

（5）腹部伸展训练。

① 从坐立姿势开始，双脚并拢（双手抓紧双脚），肘部置于膝关节内侧。

② 慢慢向前倾斜，双手拉紧双脚，同时下压膝关节。保持伸展姿势 10s，放

松，再重复。

（6）腘绳肌伸展训练。

① 从坐立姿势开始，膝关节伸直。

② 朝前压上体，眼向前看，保持背部挺直。上体前伸，双手尽量抓脚趾（如不行，可抓住腿部下侧），然后抱紧小腿。保持伸展姿势 10s，放松。重复训练 2 次（总共 30s）。

（7）股四头肌伸展训练。

① 一侧腿支撑站直，另一侧腿举起，可放在墙面进行支撑，也可放于一定高度的栏杆上保持该姿势的平衡，用同侧手抱住举起的腿。

② 上半身慢慢向脚部靠拢，同时大腿向前伸展。保持伸展姿势 10s，放松，换另一条腿。重复训练 2 次。

（8）小腿伸展训练。

① 与支撑体重的物体保持一定距离（如墙面）。

② 靠墙支撑体重，双臂弯曲。弯曲前腿，保持后腿伸直，用脚跟站稳。

③ 髋关节慢慢朝墙移动，保持背部正直，拉紧小腿上部肌肉即比目鱼肌。

④ 保持以上每种姿势各 10s，放松，换另一条腿。重复训练 3 次。

（9）小腿下方跟腱伸展训练。

① 靠墙斜向站立（高于腰部），开始时，如同小腿伸展训练，但上体保持较低的角度。

② 臀部降低、膝关节略微弯曲，保持脚跟与地面接触。保持伸展姿势 10s，放松，换另一条腿。重复训练 3 次。

（10）踝关节伸展训练。

① 从坐立姿势开始，一条腿伸展，另一条腿略微弯曲，双臂支撑背部。

② 有意识地足屈（脚尖前指），随后转动脚部（在空中用脚尖画圆）。

③ 有意识地足伸（脚尖向后上指）。保持足屈和足伸 5s（整个训练持续 15s），放松，换另一条腿。重复训练 3 次。

4. 强制隔离戒毒人员柔韧性训练注意事项

（1）在开始训练之前，进行短时间的放松活动，充分做好准备活动，提高伸展肌肉群的血流量。如果伸展训练之前准备活动不充分，就容易造成软组织受伤[16]。

（2）日常训练要有一定的模式，如从上肢到下肢、从大肌肉群到某一特殊关节。

（3）伸展训练的类型要充分，训练的持续时间为 5min，每种伸展训练的时间大约为 20s。

（4）在伸展训练中，不要让肌肉和韧带过度疼痛，不要为了保持某种姿势而过度牵拉肌肉和韧带，控制好肌肉的张力。

（5）在每次训练中，最好保持肌肉伸展 15～20s。当肌肉张力下降后（10～15s），进一步伸展肌肉（大约 5s），然后慢慢恢复。

（6）在训练过程中，出现晕眩、恶心、心慌、疼痛等不适症状时，应立即停止训练，并向康复训练师进行说明。同时，康复训练师应注意观察戒毒人员的行为表现，防止意外事故的出现。

（7）在训练课中，安排全面的柔韧性训练（30min 高质量的训练），最好在大运动量康复训练结束前（所有肌肉群都充分参与了活动）进行。在大运动量康复训练结束前，进行伸展训练是为了稳定戒毒人员生理和心理上的反应、降低肌肉酸痛，为下次身体训练和技术技巧训练做好准备。

（8）伸展性训练课次数主要依据时间和康复训练师对训练的认识程度决定。每周 3～5 次，每次 30min。

（9）除上述情况外，戒毒人员应充分利用训练课。不论是自己训练，还是与其他戒毒人员进行训练，都要制订全面的适合自己的伸展训练计划，进行记录，以便评估效果。

（四）强制隔离戒毒人员灵敏素质训练

1. 强制隔离戒毒人员灵敏素质

灵敏素质是指人体在各种突然变化的条件下，能够快速、协调、敏捷、准确地完成动作的能力。它是人体的运动技能、神经反应和各种身体素质的综合表现[17]。灵敏素质分为一般灵敏素质和专业灵敏素质两类。一般灵敏素质是指在完成各种复杂动作时所表现出来的适应变化着的外部环境的能力，如快速往返跑、跳山羊等。专业灵敏素质是指各专业所需要的、与专业技术有密切关系的，以及适应变化着的外部环境的能力，如格斗、赛车等一些复杂组合技术。灵敏素质训练可以提高戒毒人员的身体素质和机体应变能力[18]，促进戒毒人员精神状态的恢复，改善戒毒人员的身体灵活性，降低毒品渴求度，同时还可以有效提高戒毒人员的训练积极性和运动兴趣，保证戒毒人员康复训练过程的整体推进。戒毒人员

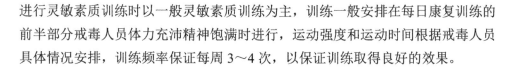

进行灵敏素质训练时以一般灵敏素质训练为主，训练一般安排在每日康复训练的前半部分戒毒人员体力充沛精神饱满时进行，运动强度和运动时间根据戒毒人员具体情况安排，训练频率保证每周3～4次，以保证训练取得良好的效果。

2. 强制隔离戒毒人员灵敏素质训练方法

发展灵敏素质主要采用变换训练法，训练强度一般较大，训练速度较快。训练次数不宜过多，训练时间也不宜过长，因为戒毒人员体质相对正常人较弱，身体易疲劳，同时力量会下降、速度变慢、反应迟钝，不利于灵敏素质的发展。每次训练之间应该有足够的休息时间，以保障戒毒人员体力的补充和精神的放松[19]，从而保证戒毒人员以较高水平进行训练，但休息时间不应过长，否则会使神经系统的兴奋性下降，降低戒毒人员训练效率，应根据具体情况合理安排训练时间和休息时间。具体训练方法可参考以下几点。

（1）让戒毒人员在跑步、跳跃中迅速、准确、协调地做出各种动作，如50米折返跑、快速后退跑、跳起转体、传球、接球、运球中抢球等训练项目。

（2）让戒毒人员以各种动作来调整身体方位的训练，如软垫上各种滚翻动作、弓箭步转体、踢腿转体、钻爬训练等。

（3）针对戒毒人员专门设计的各种复杂多变的训练，如十字变相跑及综合变相跑等。

（4）戒毒人员通过各种改变方向的追逐性游戏和对各种信号做出复杂应答等进行训练，如追逐跑、吹口哨做反应等。

3. 强制隔离戒毒人员灵敏素质训练内容

（1）50米折返跑。戒毒人员训练时，根据设置好的两个标志物，从其中一点（起点）开始，按照训练要求跑至50m外另一标志物（终点）处，用脚或手碰到标志物后立即转身（无须绕过标志物）跑回起点，继续转身跑向终点，循环进行，按照训练要求在起点和终点间做若干个来回折返。训练次数和训练时间根据戒毒人员身体素质具体安排，以3～5次为宜，同时要关注戒毒人员的精神状态，避免其精力衰竭。

（2）快速折返跑。戒毒人员训练时，要求戒毒人员在听到哨音或看到手势后往返快速跑，康复训练师不断发出指令改变跑步方向，指令间隔不超过2s。每日训练 3 组，每次训练 30s，中间休息 1min，每周训练 3～5 日。

（3）快速后退跑。戒毒人员训练时，要求蹲踞式起跑，听到信号后迅速转体 180°，快速后退跑 20m。康复训练师进行计时，后退跑训练每日重复 5 次训练，每周进行 3～5 日。

（4）弓箭步转体。戒毒人员训练时，两腿成左弓箭步姿势，两臂弯曲置于体侧，然后身体迅速向右旋转成右弓箭步姿势，有节奏地进行数次。训练时戒毒人员转体动作幅度要大而快，可根据戒毒人员身体素质设置相应训练目标，也可以连续做弓箭步转体动作，10s 为一组，每日训练 3 组。弓箭步转体时，康复训练师要密切关注戒毒人员训练状态，按实际情况为戒毒人员设定训练目标，可由简单到复杂、由单次到多次，整体训练循序渐进，训练结果以一定时间内所做动作次数和一定次数的动作所消耗的时间为标准进行评价，每周训练 3～5 日。

（5）正踢腿转体。戒毒人员训练时，一侧腿支撑站立不动，另一侧腿从下向前上方踢起至最高点时，以支撑腿为轴向后转体 180°，两腿交替进行。正踢腿时要求两腿要伸直，上踢快，下落轻，上踢至踢腿最高点处进行转体动作。正踢腿训练每日 3 组，每组 20 次，每周训练 3～5 日，具体情况根据戒毒人员体质进行具体安排。

（6）跳起转体。戒毒人员训练时，双脚起跳腾空，身体保持挺身姿势，空中转体 180° 或 360° 落地。每日重复训练 3 组，每组 5 次，每周训练 3～5 日。

（7）障碍追逐。戒毒人员训练时，利用障碍物进行一对一的追逐游戏，追上对方并拍到身体任何部位后立即交换进行。要求戒毒人员训练时要充分利用障碍物做躲闪、转体等动作，康复训练师负责指挥管控，指导戒毒人员进行追逐训练，做好监管防控，保证戒毒人员顺利完成追逐训练，防止危险因素产生。每次训练 4～6 组，每组 30s，间歇 30s，每周训练 3～5 日。

（8）动作模仿。戒毒人员训练时，2 人为一组，前后站立，间隔 3m。前者在走或跑动过程中快速做出变向、急停、转体等不同动作，后者及时模仿前者在走或跑动中做出的各种动作。每日训练 3 组，30s 为 1 组，间隔 30s，每周训练 3～5 日。

（9）传球。戒毒人员训练时，2 人或多人之间进行相互传球或循环传球，要求传球时具有一定的传球速度，通过头上、胸前、低手和击地等不同方式进行传球。每日训练 3 组，每组训练 1min，间隔 30s，每周训练 3～5 次。

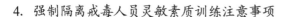

4. 强制隔离戒毒人员灵敏素质训练注意事项

（1）灵敏素质的全面提高取决于具有严格要求的条件反射，戒毒人员训练时要重视学习和掌握各种运动技能，学会正确的、随意的动作技巧和提高随机应变的反应能力。

（2）灵敏素质是由大脑皮层神经活动过程的可塑性和灵活性所决定的，前者表现为对动作的掌握能力，后者表现为对参加运动肌群的控制、指挥能力。灵敏素质与复杂的运动反射速度及准确性密切相关，这要求训练时要有较强烈的兴趣和动机，要有明确的目标追求，减少不动脑筋的盲目重复训练。

（3）灵敏素质训练应该在体力和精力较好时进行，训练负荷强度要大，每次负荷持续时间不宜过长，重复次数也不宜太多，间歇时间要充分，以不产生疲劳为限度。

（4）灵敏素质是一种综合素质，与力量、速度、协调等素质有密切关系，尤其是反应速度、动作速度和协调性等对灵敏素质影响最大。因此，发展戒毒人员灵敏素质时，可结合其他运动项目的特点进行组合训练，设计切合戒毒人员实际情况的训练内容。

（5）在进行灵敏素质训练时，应加强戒毒人员心理素质培养，避免因紧张和恐惧心理而反应迟钝，动作的协调性下降，影响正常动作的发挥。

（6）在进行灵敏素质训练时，要充分做好监管防护，对患有心血管疾病和其他疾病的戒毒人员要做好相应的准备工作，防止医疗事件的发生；同时对戒毒人员做好管理控制，防止戒毒人员在训练过程中因追逐等产生争吵摩擦等。

（五）强制隔离戒毒人员平衡协调能力训练

1. 强制隔离戒毒人员平衡协调能力

平衡能力是指人体所处的一种稳定的状态，以及不论处在任何位置、运动或受到外力作用时，能自动调整并维持姿势的能力，平衡由视觉、前庭及本体感觉系统及姿势反射协调完成。当人体重心垂线偏离稳定的支持面时，能立即通过主动的或反射性的活动使重心垂线返回到稳定的支持面内，这种能力称为平衡能力[20]。协调能力是指在进行身体运动过程中，调节与综合身体各个部分动作的能力，它是人机体综合性地应对身体变化的能力。协调能力集灵敏度、速度、平衡能力、柔韧性等多种身体素质为一体，充分反映了中枢神经系统对肌肉活动的支配和调节功能[21]。

戒毒人员由于自身活动较少，往往体质水平较低，需要较多的训练来提高体质水平。平衡协调能力是戒毒人员在康复训练过程中必不可少的训练项目，贯穿康复训练过程的始终，往往与力量、速度、柔韧性和灵敏性等素质相辅相成[22]、相互影响。平衡协调能力训练的开展，可以有效提高戒毒人员的运动协调能力，有利于运动技能的学习，增强戒毒人员的运动兴趣和训练积极性，促进戒毒人员对康复训练的应变能力，避免戒毒人员因运动技能不足而产生懈怠情绪。戒毒人员平衡训练可分体位进行，包括坐位、立位和行走状态下进行。应每周进行 3 次平衡协调训练，每次持续 30min。

2. 强制隔离戒毒人员平衡协调能力训练方法

（1）静态平衡训练法。静态平衡训练法是指戒毒人员在任一体位并采用增加外力的方法刺激姿势反射的方法，依靠肌肉协调等长收缩维持平衡[23]。训练应从比较稳定的体位开始训练，逐步过渡至较不稳定的体位训练，如从坐位到跪位再到立位。

（2）动态平衡训练法。动态平衡训练法是指在支撑面由大到小、重心由低到高的各种体位下，逐步施加外力完成的方法[24]。具体可通过摇晃平衡板、圆筒及大小不同的充气球进行。戒毒人员通过调整肌张力和改变姿势或体位来维持平衡，民警则负责在合适的时机施加外力，加大运动强度。

（3）他动态平衡训练法。他动态平衡训练法是指在不同姿势下抵抗外力维持身体平衡的训练方法。例如，戒毒人员进行静态和动态平衡训练时，选择合适的时机施加不同程度的外力。在施加外力时，不能过大，应使戒毒人员进行姿势调整可以重新恢复平衡。

3. 强制隔离戒毒人员平衡协调能力训练内容

（1）单脚站立训练。戒毒人员进行单脚站立，维持平衡 30s。可根据情况增加难度，如下所示。

① 单脚站立时，进行头部旋转活动。

② 单脚站立时，进行上肢屈伸、收展和旋转运动。

③ 单脚站立时，上肢、头部同时进行运动。

④ 单脚站立时，躯干向对侧屈曲和旋转，如同侧手够及同侧踝。

⑤ 单脚站立时，躯干向同侧伸展和旋转，如同侧手向前方、侧方及头后部及物。

⑥ 单脚站立时，摆出一定难度的姿势并维持 30s，如单脚飞鸟、骨盆侧向摆和燕式平衡等。

（2）睁闭眼站立训练。在睁眼状态下，一侧下肢单腿平地站立，维持平衡 30s，休息 15s。然后闭眼，一侧下肢单腿平地站立，维持平衡 30s。双下肢轮流进行训练，也可以交叉训练，如一侧下肢睁眼训练 30s，然后另一侧下肢闭眼训练 30s。

在训练熟练后，可根据情况增加难度。例如，站在沙地、较倾斜地面和各种不平整路面等，也可以站在枕头和沙袋等柔软物品上，同时还可以在一侧下肢站立状态下，另一侧下肢进行屈伸、收展和旋转等运动。

（3）平衡仪训练。平衡仪主要是通过足底压力传感器精确地计算每只脚和身体的压力与压力分布情况，来评估身体的平衡状态，同时可通过压力平台和所测出的信号进行姿势平衡的训练。平衡仪训练的主要目的是训练戒毒人员视觉、前庭及本体感觉系统和相应运动系统之间的相互协作，从静止到动态的平衡协调性训练，提高肢体协作能力，以利于平衡协调素质的恢复和增强。训练时，戒毒人员站在平衡仪平台上，双上肢自然下垂，掌心朝向体侧，根据平衡仪屏幕上的各种图示，按图形要求完成自身重心的调整和相应的动作。

（4）辅助器具训练。戒毒人员平衡训练的辅助器具有巴氏球、平衡木和滚筒等。戒毒人员可以通过不同大小的巴氏球进行卧位、坐位、跪位和立位状态下各种动作的训练，包括上下肢的屈伸、摆动和旋转等；也可以通过不同宽度和高度的平衡木进行不同人群的平衡行走训练；也可以通过不同大小的滚筒进行立位下的平衡维持训练；等等。

4. 强制隔离戒毒人员平衡协调能力训练注意事项

（1）在平衡协调能力训练前，要求戒毒人员学会放松，减少紧张或恐惧心理。

（2）加强监管防控，应选择与戒毒人员平衡功能水平相当的训练，一般初始时应选择相对较低水平的训练，逐渐从简单向复杂过渡。加强戒毒人员安全教育，特别要注意戒毒人员须穿软底、平跟、合脚的鞋。

（3）平衡训练首先应保持头和躯干的稳定。

（4）在动态平衡训练时，他人施加的外力不应过强，仅需诱发姿势反射即可。

（5）在训练中发生头晕、头痛或恶心症状时，应减少运动量或暂停训练。

（六）强制隔离戒毒人员脑力训练

1. 强制隔离戒毒人员脑力训练简述

脑力是指人的大脑所具有的思维、想象、记忆等的能力。当人在进行体力活动时，可以明显地加速血液循环，使全身细胞充分调动起来，这时也会感到头脑清醒、思路清晰、思维敏捷[25]。这说明有充足体力活动时，人们能获得更好的大脑，因此戒毒人员进行康复训练时也会得到相应的脑力锻炼。但是对戒毒人员来说，运动带来的脑力锻炼还是不够充分的，这只是头脑活动的激活，因此我们需要进一步进行脑力强化训练，不断重复地进行大脑刺激。脑力训练在戒毒康复训练中也是非常重要的，不仅可以提高戒毒人员的逻辑能力、想象力和记忆力，还能提高戒毒人员做事情的专注度，促使戒毒人员建立健康的头脑意识，开发戒毒人员的学习潜力，让戒毒人员可以用更加积极向上的状态来思考和审视这个世界，从而改变过去消极负面的行为和思想[26]。强制隔离戒毒人员脑力训练包括象棋、围棋、五子棋、跳棋、桥牌等棋牌类游戏，也包括正话反说和做组字游戏等互动游戏，刺激戒毒人员的大脑达到新的高度，有助于使大脑保持健康。总体而言，戒毒人员在体能素质的基础上加入脑力训练，将会在戒毒康复工作中取得"1＋1＞2"的康复效果。

2. 强制隔离戒毒人员脑力训练内容

（1）强制隔离戒毒人员棋牌类游戏训练。在棋牌类游戏训练中，应培养戒毒人员学习棋牌游戏的兴趣，从最基本的入手，传授象棋、围棋和桥牌等的基本知识与技能和规则，培养戒毒人员思维能力和棋牌形势的判断力，同时提高戒毒人员的心理素质[27]，如处下风时的紧张感、占优势时的兴奋感，要求戒毒人员有"胜不骄，败不馁"的沉着、冷静、积极进取的良好品质。戒毒人员在棋牌游戏中要提高想象力、洞察力和创造力，增强磨炼意志、克服困难的能力，充分展现出对棋牌游戏独特的见解，养成遵守规则、尊重对手的良好品质。

训练安排：每日棋牌类游戏训练不应少于30min，每周训练3～5日。

（2）强制隔离戒毒人员团体互动游戏训练。互动是指人与人之间、群体与群体之间等通过语言或其他手段传播信息而发生相互依赖性行为的过程[28]。

①　正话反说是一种团体互动游戏。开始时，由第一个戒毒人员说出一个词语，要参加游戏的其他戒毒人员反着说一遍。例如，第一个人说"新年好"，回答者要立刻说出"好年新"，说错或者 3s 内答不上来的人即被淘汰。所说词语以 3～5 字为宜，不应过多。

训练安排：每日训练 30min，每周训练 3～5 日。

②　脑力激荡是指提出问题之后，参与人员以创造性想法为手段，集体思考，使大家发挥最大的想象力。根据一个灵感激发另一个灵感的方式产生创造性思想，并从中选择最佳解决问题的途径。集体思考式的脑力激荡是运用开会的方式，由一名主持人、一名记录员将所有戒毒人员提出的构想书写呈现于全体人员面前，最终激荡出创造性问题解决的最佳方案。民警负责组织戒毒人员建立脑力激荡训练小组，小组内应包括主持人、记录员和多名小组成员。在整个过程中，应注意不可批评其他人的创意，以免妨碍他人创造性思想，同时给予不断的鼓励，以便让参与者保持他们的热情，集思广益，脑力激荡。

小组活动方式可如下所述：

A．由主持人宣布需要讨论的问题，如"当人类手机消失时，可用说明物品替代"。如未理解题意，可由主持人再做出进一步解释。

B．主持人向脑力激荡小组征求意见。

C．小组成员发表自己的意见或设想，如果没人提出意见，那么主持人提出引导问题来激发大家的创造力。

D．所有成员说出自己的想法，由记录员做记录。

E．为表述清楚，小组成员需要对自己的意见或设想加以详细阐述。

F．所有人阐述意见或设想后，主持人将所有意见或设想进行整理并鼓励大家讨论。

G．把所有意见或设想进行归类。

H．回顾整个过程，以保证每个人都理解这些设想。

I．去除重复的设想和显然难以实现的设想。

J．主持人对所有与会者表示感谢并依次给予赞赏。

训练安排：每日训练 30min，每周训练 3～5 日。

（七）强制隔离戒毒人员传统武术训练

1. 强制隔离戒毒人员太极拳训练

戒毒人员在进行太极拳训练时，以 24 式太极拳为基准进行训练。太极拳是以中国传统儒、道哲学中的太极、阴阳辩证理念为核心思想，集颐养性情、强身健体、技击对抗等多种功能为一体的中国传统拳术，也是合乎生理规律的健身运动，对中枢神经系统起着良好的作用，加强了心血管和呼吸系统的功能[29]，改善了消化功能与新陈代谢的过程，对练习者的身心健康具有极大的帮助。戒毒人员通过训练太极拳，可以有效地提高力量、柔韧性、灵敏性和平衡协调等素质，增强体魄，陶冶情操，提高戒毒人员的运动兴趣和运动活力，强化戒毒人员训练动机，降低易怒、焦躁、恐惧等负面情绪的影响，保持内心平静，从而降低对毒品的渴求度。

训练安排：每日最低重复训练 30min，每周最低训练 3～5 次。

2. 强制隔离戒毒人员五禽戏训练

戒毒人员在五禽戏训练时，以国家体育总局 2001 年编写出版的《健身气功·五禽戏》为基准进行训练。五禽戏的动作编排按照《三国志》的虎、鹿、熊、猿、鸟的顺序，动作数量按照陶弘景《养性延命录》的描述，每戏两动，共 10 个动作，分别仿效虎之威猛、鹿之安舒、熊之沉稳、猿之灵巧、鸟之轻捷，力求蕴涵"五禽"的神韵，形神兼备，意气相随，内外合一，并在功法的开始和结束时增加了起势调息和引气归元，体现了形、意、气的合一，符合练习运动的规律[30]。动作素材来源于传统，在古代文献的基础上汲取精华，加以提炼、改进；动作设计考虑与形体美学、现代人体运动学有机结合，体现时代特征和科学健身理念，功法符合中医基础理论、五禽的秉性特点，配合中医脏腑、经络学说，既有整体的健身作用，又有每一戏的特定功效，对练习者的神心意都具有非常好的帮助[31]。

训练安排：每日训练 30min，每周训练 3～5 日。

3. 强制隔离戒毒人员八段锦训练

戒毒人员在八段锦训练时，以国家体育总局 2003 年编写出版的《健身气功·八段锦》为基准进行训练。八段锦历史悠久，流传广泛。据史料记载，八段锦的起源可以追溯到远古时代。八段锦是一种十分优秀的养生健身功法，其动作古朴优雅，由 8 个动作组成，因而得名。八段锦简单易学、安全可靠，适合男女老幼各种人群[32]。戒毒人员长期坚持练习，不仅可以通经活络、强身健体、醒脑宁神，还可以减脂降压、消结化瘀、延缓衰老，帮助戒毒人员提高戒毒意识，降低毒品渴求度，远离毒品危害。

训练安排：每日训练 30min，每周训练 3～5 日。

（八）强制隔离戒毒人员其他训练内容

1. VR 体感训练

VR 体感训练可以提供戒毒人员的毒瘾唤起、运动平复和社会鼓励等功能，提升戒毒人员的拒毒意识和训练积极性。丰富的虚拟现实场景可以有效吸引戒毒人员的注意力，提高戒毒人员的训练乐趣和运动兴奋性，强化运动对大脑的刺激作用，降低戒毒人员对毒品的渴求度。

VR 体感训练运动处方应具有人性化特点，根据戒毒人员实时情况进行适时安排，运动强度不应过大，运动时间不应过长。运动前应对戒毒人员进行 VR 体感训练评估，询问其是否有眩晕、恶心、头疼等不良感受。如有，则不应参与此种训练模式。戒毒人员在进行 VR 体感训练时，应穿戴护具，同时应有充分的安全保护设备与措施。例如，在训练者的腰、肘等位置配设防跌倒保护装置等。民警应注意实时监控戒毒人员生理数据和训练状态，防止危险和意外发生。

（1）VR 体感训练的系统构成。戒毒人员 VR 体感训练由智慧戒毒 VR 体感运动系统主导，包括人工智能中央控制系统、人工智能场景控制系统、生理数据采集系统、大数据管理存储系统和 VR 模块显示系统。其中 VR 模块显示系统采用了 VR 技术，利用高度仿真的 Unity3d/Unreal 引擎可以模拟出常见的生活场景，且场景中画面真实，让参与者体验虚拟场景中独特的感官刺激，实现虚拟场景交互式体验。

VR 体感训练应包含但不限于以下系统。

① 人工智能中央控制系统：该系统应拥有学员建档、关键字搜索、在线分析生物信息数据、实时心率脑电数据数值显示、对训练人员的毒瘾唤起、支持多人同时竞技等功能。

② 人工智能场景控制系统：该系统应拥有控制虚拟现实场景的开始和结束、

实时监控生理数据等功能。

③ 生理数据采集系统：该系统应拥有生理数据采集和传输、支持生物数据信息加密、生物信息硬件故障检测和故障恢复等功能。

④ 大数据管理存储系统：该系统应拥有储存吸毒人员人口统计学信息、数据信息加密、导入吸毒人员数据等功能。

⑤ VR 模块显示系统：该系统应拥有模拟吸毒场景、模拟运动场景、实现实时交互等功能。

（2）VR 体感训练的系统模块。

① 虚拟自行车系统。

A. 骑行漫游模块：该模块使戒毒人员骑行改装自行车，对虚拟场景进行游览，包括前进、抬头、低头、四周观看。

B. 竞速漫游模块：该模块使戒毒人员骑行改装自行车，以竞速形式对场景进行游览，包括前进、抬头、低头、四周观看。

C. 场景导航模块：该模块提供路线平面导航地图用于漫游，同时可显示骑行速度等相关数据。在竞速模式下，可提示当前竞速比赛状态。

D. 速度控制模块：该模块提供真实自行车的行驶速度和加速度，转向控制虚拟骑行的速度和加速度、方向等参数。

E. 场景选择模块：提供草原、森林、欧美小镇的骑行场景。

F. 场景动态动画模块：提供动态的云彩、飞舞的蝴蝶、天空盘旋的老鹰等动画特效烘托场景。

G. 动物智能控制模块：场景内可以有来回行走的动物，如鹿、狗等。

② 虚拟登山系统。

A. 登山漫游模块：该模块使参与者操作登山机，对场景进行游览，包括前进、抬头、低头、四周观看、场景交互等。

B. 场景导航模块：该模块提供路线平面导航地图用于漫游，同时可显示登山速度等相关数据。

C. 速度控制模块：该模块根据真实爬山机的攀爬速度和加速度控制虚拟角色的速度和加速度等参数。

D. 场景选择模块：提供高山、荒漠遗迹、海岛的攀爬场景。

E. 场景动态动画模块：提供动态的云彩、天空盘旋的老鹰等动画特效烘托场景。

F．动物智能控制模块：场景内可以有来回行走的动物，如鹿、狗等。

③虚拟划船系统。

A．划船漫游模块：该模块使参与者操作划船机，对场景进行游览，包括前进、抬头、低头、四周观看、场景交互等。

B．场景导航模块：该模块提供路线平面导航地图用于漫游，同时可显示划船速度等相关数据。

C．速度控制模块：该模块提供真实划船机的行驶速度和加速度，转向控制虚拟划行的速度和加速度等参数。

D．场景选择模块：提供河流、海洋的划船场景。

E．场景动态动画模块：提供动态的云彩、天空盘旋的海鸥等动画特效烘托场景。

训练安排：每次训练 30min，每周训练 1～3 日。

2．康复操

戒毒人员康复操训练可根据太极拳、广播体操、有氧体操和各类健美操改编而成。要求节奏感强，动作紧凑且幅度、强度较大，具有一定的难度，适合具有一定动作基础的人群，只有在反复训练后才能掌握[33]。动作内容应包括上肢各种伸展收缩，提肩绕环，前、侧平举等动作；下肢各种跳跃、旋转、踢腿，以及交叉步、各种提膝等动作；身体向各个方向的大距离位移、大躯干的收缩与舒张等动作。动作方向应包括向前、向后、向左、向右等，使身体得到全面发展。康复操编制应满足戒毒人员身体素质训练要求，要有速度、力量、柔韧、协调、灵活等方面内容，且富含运动乐趣、动作舒适和谐，保证戒毒人员运动积极性[34]。

训练安排：每次训练 30min，每周训练 1～3 次。

第四节　强制隔离戒毒人员康复巩固期注意事项

强制隔离戒毒是一个复杂而漫长的过程，其中的康复巩固期尤为关键。在这一阶段，戒毒人员不仅需要面对生理上的挑战，还需要克服心理上的障碍，并养成良好的生活习惯，为回归社会做好充分准备。以下将从运动风险、毒瘾戒治、心理健康、运动习惯的养成等方面详细阐述康复巩固期注意事项。

（1）在康复巩固期，适当的运动对戒毒人员恢复体能、增强体质至关重要。但运动也存在风险，需特别注意。运动前应对戒毒人员的身体状况进行全面评估，制订个性化的运动方案。同时，确保运动设备和器械安全，运动场地整洁、通风。运动应以中低强度为主，避免剧烈运动导致身体过度疲劳或损伤。此外，运动现场应配备急救设备和药品，并有戒毒警察在旁指导。

（2）康复巩固期是戒毒人员戒除毒瘾、防止复吸的关键时期。戒毒人员应严格按照医嘱进行心理干预，定期参加康复评估。同时，增强自我认知，正视吸毒问题，认识到毒品的危害性和戒毒的必要性。建立家庭、亲友和社会支持系统，给予戒毒人员更多的关爱、理解和支持。此外，戒毒人员还应学会识别并应对可能诱发复吸的高危情境，提高抵御能力。

（3）心理健康是戒毒人员康复巩固期不可忽视的重要方面。戒毒人员应学会正确识别和管理自己的情绪，通过运动、冥想、放松训练等方式缓解情绪压力。同时，定期为戒毒人员提供心理咨询和辅导服务，帮助他们解决心理困扰，建立积极的心态。参加团体心理辅导活动有助于戒毒人员建立归属感和社会支持网络。此外，开展心理健康教育课程能够增强戒毒人员的心理健康意识和自我保护能力。

（4）养成良好的运动习惯对戒毒人员的身心健康及其回归社会具有重要意义。应根据戒毒人员的身体状况和运动兴趣，制订个性化的运动计划，并坚持每天或每周进行一定时间的运动。通过持续不断的运动锻炼，增强身体素质和体能水平。同时，鼓励戒毒人员根据自己的兴趣和爱好选择运动项目，培养运动兴趣。记录运动成果和进步情况，增强自信心和成就感。

强制隔离戒毒人员康复巩固期需要关注多个方面。只有全面关注并采取有效措施，才能确保戒毒人员顺利康复并成功回归社会。

参 考 文 献

[1] 农玉贤，曾湘，黄晃，等．职业重建训练联合改良森田疗法对强制戒毒人员回归社会的效果[J]．广西医学，2023，45（9）：1123-1127．

[2] 曹新玉，蔺佳．论运动戒毒效果量化评价维度[C]//中国体育科学学会．第十二届全国体育科学大会论文摘要汇编．南京：南京市大连山强制隔离戒毒所，2022：34-36．

[3] 马廉祯，冯进勇，陈海东，等．自编传统强身术对女性强制隔离戒毒人员心理健康的影响研究[J]．广州体育学院学报，2022，42（6）：120-128．

[4] WOO M, KIM S, KIM J, et al. Examining the exercise-affect dose-response relationship: Does duration influence frontal EEG asymmetry?[J]. International journal of psychophysiology, 2009,

72(2): 166-172.

[5] 李伟，丁杰，宋洪强，等. 常用简易运动功能评价方法及其在运动损伤防控中的应用[J]. 中国运动医学杂志，2022，41（2）：150-159.

[6] 王安利，刘冬森. 力量训练的方法：静力性力量训练、向心性力量训练和离心力量训练[J]. 中国学校体育（高等教育），2014，1（8）：67-71.

[7] 王宝林. 小肌群和薄弱肌群的训练方法[J]. 中国学校体育，1998（2）：53-55.

[8] 叶子琦. PNF 拉伸法在体能训练中的研究进展[J]. 体育科技文献通报，2022，30（7）：237-240.

[9] 王殿春，苑景蕊. 伸展运动种类及运用方法[J]. 体育教学，2010，30（4）：56-57.

[10] 郭思远. 被动伸展性抗阻功能训练在保健康复中的作用[J]. 文体用品与科技，2022（19）：131-133.

[11] 张路萍，赵利. 被动伸展性抗阻功能训练在保健康复中的作用[J]. 山西师大体育学院学报，2005（3）：113-116.

[12] 刘晔，郑晓鸿. 体能训练基本理论与实用方法[M]. 北京：北京体育大学出版社，2011.

[13] 黄锦鹏. 浅析采取正确伸展运动的重要性及其原理机制[J]. 科技与创新，2014（18）：125，128.

[14] 陶成，李伟. 伸展运动、热身运动、放松运动的生理学审视[J]. 哈尔滨师范大学自然科学学报，2005（6）：109-112.

[15] 王兴林. 伸展运动在整理活动中的运用[J]. 浙江体育科学，1989（3）：56-60.

[16] 吴红梅，赵晓蓉. 论柔韧性训练中的共性与个性[J]. 读与写（教育教学刊），2015，12（2）：67-68.

[17] 韩涛. Plyometrics 训练对受试者下肢肌肉力量、等速肌肉耐力及灵敏素质的干预作用：基于 Meta 分析[C]//中国体育科学学会体能训练分会. 2022 年首届"一带一路"国际体能高峰论坛交流大会论文摘要集. 喀什：喀什大学体育学院，2022：110-111.

[18] 赵子初，李卫. 国外运动灵敏素质的研究热点与演化进程分析[C]//中国体育科学学会体能训练分会. 第八届中国体能高峰论坛暨第二届中国体能训练年会专题口头汇报论文集. 北京：北京体育大学，2021：163-180.

[19] 李祥林，张强，周智恒. 巧用"一条线"促进灵敏素质发展[J]. 中国学校体育，2023，42（2）：57-58.

[20] 左丽君，段逸尘，边宇，等. 我国 18-35 岁女性甲基苯丙胺成瘾者强戒期运动干预效果研究[C]//中国体育科学学会. 第十二届全国体育科学大会论文摘要汇编. 广州：华南理工大学体育学院，2022：51-52.

[21] 丁玉曼，徐华. 关于身体协调能力的文献综述[J]. 学周刊，2019（13）：178-179.

[22] 苏通明. 运动改善甲基苯丙胺男性成瘾者平衡能力效果的研究[D]. 长沙：湖南师范大学，2020.

[23] 赵敏敏，朱文斐，王兵旗，等. 不同运动类型运动员双任务下的静态平衡能力[J]. 湖北体育科技，2022，41（6）：535-540.

[24] 宋蕾蕾，李世明，赵万胜. 基于前庭觉的人体动态平衡能力测训系统研制[J]. 文体用品与科技，2021（21）：184-186.

[25] 张雷，唐华军，凌强. 吸毒者与非吸毒者前瞻性记忆能力对比研究[J]. 中国药物依赖性杂志，2023，32（3）：233-238.

[26] 刘兴嘉，桑墨涵，王一媚，等. 女性甲基苯丙胺戒断者工作记忆的可恢复性[J]. 中国心理卫生杂志，2023，37（1）：14-18.

[27] 苏乐乐，田甜，赤艳，等. 甲基苯丙胺依赖所致认知障碍的治疗进展[J]. 中国药物滥用防治杂志，2022，28（2）：146-150.

[28] 余倩. 不同运动量对甲基苯丙胺依赖者心理渴求的影响研究[D]. 福州：福建师范大学，2020.

[29] 刘瑞雯. 太极拳对上海市女甲基苯丙胺成瘾者执行功能康复效果的研究[D]. 上海：上海体育学院，2019.

[30] 黄春霞，刘海莲. 华佗五禽戏研究的热点与发展趋势——基于 CiteSpace 的知识图谱分析[J]. 安徽开放大学学报，2022（4）：74-79.

[31] 李梦梦，房东. 基于 ADDIE 模式下五禽戏教学设计研究[C]//中国班迪协会，澳门体能协会，广东省体能协会. 第七届中国体能训练科学大会论文集. 长春：吉林体育学院研究生处，2022：1287-1290.

[32] 宋洁，李银坤. 八段锦在体育教学中的应用探析[J]. 当代体育科技，2022，12（31）：137-141.

[33] 王云鹏. 康复操训练对强制隔离戒毒人员体能素质影响的研究[D]. 郑州：郑州大学，2022.

[34] 张万平. 太极十三式导引康复操对女子强戒人员身心干预研究[D]. 昆明：云南师范大学，2020.

第五章 回归指导期

回归指导期是戒毒人员戒治生活的终点，也是戒毒人员走向社会、迎接新生的起点。在此期间要科学制订回归指导期教学计划，多措并举帮助戒毒人员增强社会适应能力、重建生活信心，为戒毒人员回归社会打下良好基础。

回归社会是指依法被处罚或限制人身自由而要复归社会的规律、发展、变化、特点等的总称。回归指导期为强制隔离戒毒期满前 6 个月，目标是巩固之前的矫治效果，帮助戒毒人员确立健康的生活方式，构建社会支持系统，增强戒毒人员回归社会的适应性。回归指导的主要方法是：开展个案矫治、认知矫正、体能康复、职业技能教育、习艺劳动锻炼等戒治活动，进行期满前诊断评估。

第一节 强制隔离戒毒人员回归指导期基本情况

经过入所学习适应和恢复提高阶段后，大部分戒毒人员的各方面身体素质都有较明显的改善提高，逐步达到甚至优于社会人员平均水平（运动康复测试结果合格或优秀）。

戒毒是吸毒人员回归社会的起点和必经的途径，这些被依法收治的戒毒人员在戒毒场所经过一定期限的矫治必将回归社会。回归社会的戒毒人员极有可能毒瘾复发，因复吸而重新戒毒。我国政府相关部门为了促使戒毒人员走出戒毒所后顺利回归社会，解决复吸人员戒断巩固难、复吸率高的问题，积极地进行探索和制定相关措施。但收戒的这些戒毒人员在戒毒场所的戒断率几乎达到 100%，而出所后的复吸率却平均在 90% 以上。究其原因，主要是戒毒人员回归社会后不能有效地获得社会的认同和支持，无法体验到基本的归属感和安全感，以及生活与生存境况的恶劣等，使绝大多数回归社会的戒毒人员处于复吸或隐性复吸与失控的状态，流散在社会上又刺激毒品消费市场，诱发新的吸毒人员滋生，成为危害社会治安、诱发刑事案件的一个根源。

一、回归指导期强制隔离戒毒人员特点

戒毒人员在脱离戒毒所初期，他们的心理健康水平普遍较低，戒毒后，躯体化、强迫、忧郁、焦虑、敌对等因素较戒毒前明显降低，但还存在许多心理问题[1]，如自满情绪产生、吸纳新知识的动力下降、家庭修复和社会适应能力不足等。

二、回归指导期目的

希望强制隔离戒毒人员能够掌握一定的防复吸技能，从而家庭关系得到修复，具备回归社会再就业的能力。通过集体授课、团体座谈与个别谈话教育形式开展防复吸训练，对应对高危情境的几个关键点进行认知调整[2]。进行社会适应指导，对康复人员回家之后应对挫折和家庭压力加以指导，树立换一种全新生活方式的理念，使其产生只有过上全新的生活，有了新的生活内容、环境、追求、理念、习惯，毒品才能远离自身的思想。康复人员要随时随地对照这几个方面评估自己的状态，明确风险。通过组织一些公益活动，如郊游、宣传、养老院敬老等活动，使康复人员看到社会的多方面，激发生活信心，培养阳光心态。

三、回归指导期任务

在戒毒人员即将完成两年强制隔离戒毒前的1～3个月，对戒毒人员进行回归前的强化教育。根据戒毒人员诊断评估结果制订强化巩固教育方案，开展巩固认知教育，组织职业技术培训，进行复吸毒品警示教育。训练内容主要是八步抗复吸训练、有毒环境适应训练、健康生活方式教育训练。与此同时，戒毒所完成帮教衔接工作，办理解除强制戒毒手续，整理归档材料等。

强制隔离戒毒人员经过前3个戒毒流程后，将回归社会并接受社区康复。在这一过程中，戒毒人员无论从思想上还是从心理上，对即将面临的社会生活都会产生担忧与不适应。因此，还需要对戒毒人员开展康复矫治效果巩固、回归社会适应能力提高及后续照管工作。应以增强戒毒人员的再社会化功能、提高戒毒人员的社会适应能力、降低复吸率为着眼点，主要包括拒毒及防复吸训练，心理健康教育，健康生活方式教育，就业技能培训，适应社会训练、考察、评估等内容，并充分依托社区戒毒康复力量、资源丰富的优势，做好回归适应与重返社会的无缝衔接。

（一）强化戒毒人员谋生能力培训

戒毒人员是社会的一分子，作为社会人，多数戒毒人员无一技之长，强化戒毒人员谋生能力，可以让戒毒人员拥有一技之长，赚取合法收入，更好地适应和回归社会[3]。强化戒毒人员谋生能力应从以下几个方面努力。

（1）增强戒毒人员劳动观念。因吸食毒品，戒毒人员伤害了身体，祸害了家庭，危害了社会，在反复的戒治过程中，其越来越孤独、越来越封闭、越来越不自信，最终导致生存能力低下、社会功能弱化。其中还有相当一部分人长期在社会上不务正业，具有好逸恶劳的恶习，反感劳动、不思进取。因而，开展劳动教育培养戒毒人员热爱劳动的品格和意识，树立其正确的劳动观和价值观，具有十分重要的意义。通过开展人生观、价值观、劳动观等教育，戒毒人员能够充分认识劳动的重要性。学习职业技能是帮助他们恢复体能、磨炼意志、培养社会生存能力、纠正不良恶习的根本手段和有效载体，是他们今后回归社会、立足社会、自食其力的基础。

（2）选择适宜的习艺生产项目。戒毒所要把职业技能培训教育放在戒毒矫治的重要位置，在选择习艺生产项目时，要根据社会经济形势、市场需要和戒毒人员个体情况进行灵活调整，以增强其实用性和适应性；也可与社会相关企业合作，引入生产项目和技术，对戒毒人员进行业务技能培训和实践操作应用，为即将回归社会的戒毒人员开通"就业直通车"，使他们在学到先进实用技术的同时，也能够解决回归后的就业难题，可谓一举两得。

（3）争取社会办学力量支持。戒毒所要本着"投资少、见效快、实用性强"的原则，开设符合戒毒场所和戒毒人员实际的职业教育课程，让戒毒人员学有所获、学有所成、学有所用，要善于借助社会资源和力量，加强与社会教育和培训机构联系。同时，建立戒毒人员职业技能培训社会认可机制，开设劳动部门认可的职业技能培训，并进行相应的考核，对考核达标的人员颁发社会认可的证书，为戒毒人员回归社会后的就业创造条件[4]。

借鉴良好的回归训练模式。四川省绵阳强制隔离戒毒所的绿色回归家园有很好的借鉴作用，它在强制隔离戒毒人员"绿色回归家园"建设中，以把回归家园建成"四个基地"为总体目标，破解四大难题。

强制隔离戒毒康复基地通过实施"强制隔离戒毒康复＋回归家园"的戒毒模式着力破解戒毒人员回归后高复吸率的难题。一方面，以强制隔离戒毒康复中心为依托，通过操守考验、强制隔离戒毒康复知识交流学习、社会生活实践体验、团体康复活动、个别咨询、社会志愿活动等方式落实对戒毒人员回归后的后续照管。借助戒毒所的力量和资源，弥补社区戒毒力量的不足，使回归后的戒毒人员可以及时得到关怀和救助，进一步巩固所内戒毒效果，促进戒毒康复。另一方面，尝试标准社会化回归，通过一段时间的社区生活和就业，在自主管理的基础上获得抵制毒品诱惑的方法和能力，为适应社会做好各种准备，既治标，更治本，能够有效降低复吸率。

培训基地着力破解强制隔离戒毒人员缺乏生存技能的难题。戒毒人员大多缺乏就业技术和生活技能，给其回归社会后的生存带来很大的困难。回归家园通过回归社会适应性训练、生活技能培训、职业技能培训、就业创业知识培训和家庭教育培训等方式，并让强制隔离戒毒人员在回归家园学习、工作和生活，使强制隔离戒毒人员获得生存的技能，学会生活，解除回归社会的后顾之忧。

禁毒宣传教育基地着力破解全民性、经常性禁毒宣传教育难的问题。回归家园通过在园区设置国家禁毒方针政策宣传标牌、毒品预防知识宣传橱窗、吸毒危害典型案例图片展览，适时进行戒毒人员现身说法、接待社会团体来园开展警示教育活动等，让人们在旅游观光的休闲之余不知不觉地受到禁毒宣传教育，增强禁毒意识，提高自觉抵制毒品的能力，使回归家园成为名副其实的全民性和经常性禁毒宣传教育基地。

（二）营造良好的回归社会环境

由于毒品造成的强大社会破坏力，人们往往容易把吸毒者妖魔化，"瘾君子"和"吸毒鬼"通常是社会给吸毒者贴的标签，导致戒毒人员回归社会后受到的歧视多，得到的关心少。有的戒毒人员回归后，亲人、朋友无一问津，失去了亲情、友情的支持，只能与昔日的毒友为伍。因此，人格独立是戒毒人员回归后遇到的首要问题，而经济独立则是人格独立的基础。如何解决戒毒人员经济独立问题，就成了帮助戒毒人员人格独立的关键所在。就业难是现代社会的通病，而戒毒人员顶着不良的社会标签，想就业便是难上加难。那么，要解决好戒毒人员回归社会后的就业问题，以实现提高戒毒操守、延长戒毒期限、戒除毒瘾并降低复吸率的工作目标，应从以下几个方面努力。

（1）扩大针对戒毒人员就业的帮扶政策。强制隔离戒毒工作离不开政府强有力的统一领导和社会各界的积极参与，虽然我们在促进强制隔离戒毒人员就业问题上做出了许多的探索和尝试，但也应清醒地看到做好此项工作任重而道远。各级政府作为引领强制隔离戒毒工作的主体，应积极鼓励各种社会力量介入解决强制隔离戒毒人员的就业问题，在提供政策支持、协调协作等方面形成长效机制。

（2）设立戒毒人员就业联系点。建立以政府为主导、社会各界广泛参与的戒毒人员就业渠道，设立戒毒人员就业联系点。戒毒人员就业难已经成为不争的社会事实，社会各界要积极通过联系点为戒毒人员提供合适的岗位。戒毒人员回归社会后，可根据自身意愿到联系点登记意向和诉求，联系点通过筛查相关就业岗位信息后，及时、全面地将合适的岗位推荐给戒毒人员，给戒毒人员选择参考。一旦确定用工意向后，戒毒人员就要尽最大努力保证戒毒操守，用工单位要保护好戒毒人员个人隐私，不得歧视戒毒人员，尽可能为其创造良好的岗位环境，给予更多的关怀和帮助。对吸纳戒毒人员的用工单位和实体，政府应给予大力的宣扬和奖励，或者在政策上给予一定的减免倾斜和扶持帮助，从而鼓励用人单位录用戒毒回归人员。另外，有条件的戒毒所还应积极发挥资源优势，开办工厂企业，为戒毒人员提供就业和戒毒支持。

（3）支持鼓励强制隔离戒毒人员再创业。当地政府部门积极协调工商、税务、卫生、公安等职能部门，对强制隔离戒毒人员创业给予一定的优惠政策，在程序上从简，在政策上从宽，在费用上从优，在困难时帮扶，做到真正为强制隔离戒毒人员的创业铺路导航，让他们真切感受到政府的关怀和创业的实惠。有很多强制隔离戒毒人员在强制隔离戒毒场所参加职业技能培训，学到一技之长，获得技术证书，回归社会后，有的想去打工，有的想自主创业，有的想搞个体经营，但对税务知识比较匮乏。强制隔离戒毒场所可以开设税务知识宣传教育，针对这一特点重点介绍我国目前的税务政策和征税标准，对哪些行业、哪些项目可以享受优惠政策，以及如何办理税务登记、如何领用发票、企业如何办税、个体工商户如何纳税、个人如何办理纳税、如何办理减免税、纳税人如何维护自己的合法权益等进行详细的讲解。也可以开设工商法规宣传教育，鼓励强制隔离戒毒人员回归社会后积极创业，依法经营，为社会做出贡献[5]。

在大中城市开设公办强制隔离戒毒福利工厂，对强制隔离戒毒人员这一特殊群体进行就业安置和就业培训，使得强制隔离戒毒人员回归社会后，能及时得到就业帮助，免受歧视和排斥，同时也便于开展跟踪帮教和同伴教育，在保持操守、预防复吸等方面是个有益的尝试。另外，对年老体弱、身患疾病、丧失劳动能力或者暂时没有就业而生活无着落的强制隔离戒毒回归人员，社保部门应当将其纳入社会保障体系之中，发放基本生活保障金，解决廉租房问题等，保障他们的基本生活需要。

家庭积极为强制隔离戒毒人员提供就业支持。家庭是强制隔离戒毒人员进行强制隔离戒毒的强大动力和支撑点，由于强制隔离戒毒人员多年来反复吸毒，给家庭带来了极大的伤害，有的让家人感到绝望，有的甚至众叛亲离。其实绝大多数吸毒者在摆脱毒瘾后，均对自己以前的行为感到非常的后悔和愧疚，内心世界充满了矛盾、痛苦和自卑。当他们回归社会后，非常希望家人能够包容和谅解，希望获得家庭的安全感和归宿感。如果家人能够采取积极的态度，在情感上给予支撑，这对于他们重新树立生活的信心就会有很大的助推作用[6]。

（三）加强戒毒人员回归前的考察评估

戒毒与康复人员最大程度地参与到戒毒治疗程序中是戒毒成功的关键。现在一些戒毒场所民警存在自己埋头进行戒治，而戒毒人员不知自己接受戒治的过程是怎样的、作用如何，似乎是被动完成的，有被置身其外的感觉。我们应该加强宣传教育，只有公众了解了药物成瘾的性质，才能公正地对待药瘾者；让戒毒人员明白戒毒是自己的事情，是为了自己的将来而做，自己一定要积极参与，这样既能提高戒毒人员信心，也能增强戒毒效果。建立所内和所外模拟社区。根据戒毒人员生理脱毒期、教育适应期、康复巩固期的表现及个体条件状况，使其分别到所内和所外模拟社区接受戒毒。在所内模拟社区，配备一两名民警进行管理指导，管理上适当宽松，以班委会的形式，以自我管理为主，可在社区内有选择性地参加劳动和学习；在所外模拟社区，除强制隔离戒毒人员身份不变、限制场所和夜间活动时间，其余参照社区戒毒模式，可在社区内工厂上班、在社区组建家庭生活，给予充分的自由和权利。在戒毒所的参与下，与社会做到无缝衔接。同时，通过开展回归适应性教育、复吸警示教育、形势政策教育、人生规划教育、职业规划教育和就业创业指导，开展职业技能教育，组织就业推荐等措施，对戒毒人员进行考核评估。戒毒人员出所后将考核评估情况反馈给当地政府相关部门。

戒毒人员回归社会后如果缺乏有效的管控则极易复吸，将会造成戒毒工作前功尽弃。因此，强制隔离戒毒机关要加强与社区戒毒、戒毒康复等社会相关部门的沟通和协作，建立无缝对接机制。建议立法机关尽快出台相关细则，明确强制隔离戒毒人员解除强制隔离戒毒期的衔接机制，协调解决好无缝衔接中各部门职责不明、工作边界不清及经费无着落的现状。为避免戒毒人员回归时直接流落社会，在解除强制隔离戒毒后，原则上由戒毒人员户籍地或居住地的公安派出所、司法所、乡镇人民政府、街道办事处、社区、村委会或基层安置帮教部门及时将其接回，切实搞好社区戒毒、监控帮扶工作，帮助他们解决面临的实际困难。特殊情况下，由戒毒所将其送到其户籍地或居住地的公安派出所，完成交接手续。

这样可以方便对解除强制隔离戒毒的戒毒人员后续照管，防止对其形成脱管和漏管，有效防止其复吸，进一步巩固戒毒成果。戒毒人员出所后，戒毒所将解除人员的戒毒档案（含戒毒效果、职业培训等情况）及时移交给当地政府有关部门，联动当地派出所、居委会、社区和家属与解除人员建立固定联系。除了政策支持，还需要各级政府积极鼓励社会团体、社区组织、同伴教育骨干参与到社区戒毒和社区康复的社会服务工作中，积极探索向社会团体和社会组织购买相关服务的机制和办法。治疗机构应对这些志愿人员进行技术指导、能力培训和工作督导，并为他们提供必要的工作条件。这样，有更多的社区参与和民间力量志愿者投入，提供辅导、毒品滥用教育、更新咨询等，协助戒毒人员停止使用毒品，重返社会。建立跟踪回访制度，由当地政府对戒毒回归人员进行必要的监督。通过定期尿检等措施进行跟踪考察，并根据考察结果进行相应的奖惩。对回归后的戒毒人员，要以社区为主，其他各方积极介入。以禁毒社工和相关社会资源为依托，坚持预防为主，以更专业和人性化的方式提供戒毒服务。通过回归后的管理和考察，巩固戒毒人员戒毒成效，使其成为一名合格的公民。

回归人员问卷调查内容如表 5-1-1 所示。

表 5-1-1　回归人员问卷调查内容

问题	选项
你认为戒毒成功的主要因素有哪些（最多选 3 项）	顺利就业
	戒毒意志
	家人支持
	社会帮教
	接受强制隔离戒毒
	其他

第二节　强制隔离戒毒人员回归指导期基本工作

回归指导期的基本工作内容紧扣基本模式"回归社会"的教学目标，以戒毒人员在强制隔离戒毒期间对戒治目标的认识为主题，围绕回归社会后面临的毒品诱惑、就业压力、家庭不接纳、社会歧视等几个方面谈人生规划。在此期间，讲解法律法规、形势政策、社会家庭责任等方面的知识，要求戒毒人员出所后树立遵纪守法意识，用劳动创造美好生活，为戒毒人员回归社会增强信心、指明方向。

一、回归指导期转入转出标准

转入标准：参照第四章第一节中的康复巩固期转出标准，可转入回归指导期。转出标准根据戒毒人员的社会环境与适应能力进行评估，如表 5-2-1 所示。

表 5-2-1　社会环境与适应能力评估标准

项目	内容	标准
社会环境与适应能力评估标准	接受社会帮扶	戒毒人员有与相关部门签订社会帮教协议，或者有明确意愿签订社会帮教协议的，评估为"达标"；拒绝参加帮教活动或拒绝签订帮教协议的，评估为"不达标"
	获得家庭支持	戒毒人员有与家属或所在社区工作人员进行探访、视频会见、信件往来，或者收到家属或所在社区工作人员给予生活用品或接济钱款的，评估为"达标"；否则为"不达标"
	接受社会监督	戒毒人员有参加帮教活动、接受社会援助、与社工和其他社会帮教组织通信往来，或参加其他社会活动的，评估为"达标"；否则为"不达标"
	就业谋生能力	戒毒人员积极参加各类职业技能培训并通过考试合格的，或入所前曾有固定工作的，评估为"达标"，否则为"不达标"
	社会生活状况	戒毒所应当会同社工通过调查和了解，对戒毒人员解除强制隔离戒毒回归社会后，具有户籍或固定住所、生活纳入相关社会保障体系、具有一定的生活基础和能力的，评估为"达标"；否则为"不达标"
	综合评价诊断评估时，5 项内容同时达标的，评估为"合格"；否则为"不合格"	

二、回归指导期操守保持工作

（一）戒断操守概念

戒断操守是指戒毒者在社区戒毒期间保持不再滥用毒品，确保配合相关机构按时完成尿液检测且所有尿检结果呈阴性。

（二）戒断操守检测

完成社区戒毒，即在签订《社区戒毒协议》后 3 年时间内做 12 次尿检且全部呈阴性。

戒断巩固在半年以上两年以下的，必须每隔 2 个月做一次尿检，每年尿检次数应达到 6 次。

戒断巩固在两年以上 3 年以下的，必须每隔 3 个月做一次尿检，每年尿检次数应达到 4 次。

戒断巩固在 3 年以上的，每隔 6 个月做一次尿检，每年尿检次数达到 2 次。

（三）戒断操守保持的相关因素

1. 心理因素

（1）高危情境。高危情境（High-risk Situation）通常包括以下危险情境：处于熟悉的与用药有关的环境中；体验到负性情绪；过度愉快的体验；感到无聊；使用兴奋剂状态；体验到躯体的痛苦；渴求感；突然想拥有许多现金；认为偶尔用一次药没有关系；等等[7]。

（2）戒毒效能感。戒毒效能感（Self-efficacy）是自我效能理论在戒毒领域中的应用。自我效能感是指个体在执行某一行为操作之前，对自己能够在什么水平上完成该行为活动所具有的信念判断或主体感受。自我效能感通过影响个体的选择过程、思维过程、动机过程和心身反应过程实现其主体作用，从而成为决定人类行为的近向原因。

戒毒效能感是个体对自己能够成功戒毒、在高风险情境下拒毒能力的评估。戒毒效能高的个体会创造、选择有利于其戒毒的环境，经常想象戒毒成功后的场景，对未来生活有明确的计划且能为戒毒目标付出持久的努力。研究表明，戒毒效能感越高，对毒品的渴求度越低，复吸的可能性越低[8]。

（3）破堤效应。破堤效应（Abstinence Violation Effect，AVE）是指因违反某些约束条例而产生的一种自我失控感，也是与复吸相关的认知-情感反应，关系到最初的偶吸能否导致完全的复吸。一次偶吸会通过破堤效应导致完全的复吸。破堤效应越强烈，复吸的可能性就越大。

（4）看似无关的决定。常见的看似无关的决定（Seemingly Irrelevant Decisions，SID）有：主动暴露到危险环境中（"我只是随便拜访他，我不认为他还在吸毒"）；检验自己拒绝诱惑的能力（"我知道我能应付"）；把自己的操守建立在别人的行为上（"只有父母不管我，我才开始戒"）；坚持待在危险环境中（"看看治疗是否有效"）。

2. 社会因素

（1）人际关系。戒毒人员在脱毒之后重新回归到以前的环境中去，而以前影响他们吸毒的不良环境会重新使他们的不良习惯复发。"戒毒先戒友"，为防止复吸必须断绝与毒友圈的联系，重建人际关系和社交网络。

（2）就业收入。戒毒人员由于遭受就业歧视，工作单位不接纳，没有一份稳定工作，收入较低甚至没有收入，从而导致社会归属感低。在此情况下，戒毒人员只有去吸毒群体中寻找归属感，而这也会使其复吸的概率大大增加。

（3）家庭支持。家庭和戒毒人员涉毒行为之间的关系较为复杂：家庭关系差、家庭支持不良是戒毒人员涉毒的原因之一，而戒毒人员涉毒行为进一步破坏了家庭关系，瓦解了家庭结构；这反过来使得戒毒人员再次在毒品中寻求逃避，从而导致其复吸。通过促进改善家庭中的不信任、无沟通等僵硬局面，使家庭成员重新获得希望和信任感，戒毒人员也可以得到家庭支持，增加成功戒毒的概率。

（4）社会容纳。戒毒人员在脱毒治疗结束后，在重新进行社会化的过程中会遇到各种问题。戒毒人员面对鄙视、隔离甚至仇视的社会态度，对前途失去了信心，认为自己被社会抛弃，只有在与原来毒友的交往中，才能感受到平衡与归宿感，从而再次走上吸毒的道路。

（四）促进保持戒断操守的对策

（1）社会舆论。社会联动，加大宣传力度，呼吁公众共同参与到帮助戒毒人员戒除毒瘾融入社会中来。继续开展戒毒人员现身说法等公益活动，同时通过媒体向公众传播戒毒人员的多重身份，让公众了解戒毒人员不仅是违法者，同时也是受害者和病人，需要全社会的帮助，以此共同推动形成宽松友好的社会氛围。

（2）政策引导。出台相关政策指导文件，培育戒毒社会组织，在资金、交流平台、项目运作方面为社会力量开办的公益性戒毒康复场所提供必要的便利和帮助。通过政府购买服务和志愿者服务相结合的方式为戒毒人员提供巩固治疗、心理疏导、困难救助、技能培训、就业扶持、回归社会等多方面的帮扶服务。

（3）家庭支持。家庭的关心支持是出所戒毒人员彻底断绝毒品的关键因素。家庭担负着提供情感支持、经济支持的功能。保持戒毒人员与家庭成员之间的信任很重要，家庭的信任使其有信心和决心保持操守，家庭的信任在很大程度上让戒毒者看到了希望。良好的家庭关系和功能可以使戒毒人员保持一个充分的戒断状态，更好地保持戒断操守。

（4）制度保障。对出所戒毒人员落实各类社会保险及各类社会保障，帮助戒毒人员实现老有所养、病有所医。

（5）规范监管。规范的动态管控对回归戒毒人员保持戒断操守来说是一种重要的监管形式。完善社区戒毒康复人员出所衔接、签订协议、定期尿检等工作机制，有效提升戒毒康复工作效果。

（6）心理辅导。通过心理辅导，戒毒康复人员能够明确人生目标，建立正确的人生观、价值观，同时积极调节自身的不良情绪及缓解焦虑抑郁情绪，这会对戒毒人员保持操守起到很大的促进作用。

（7）就业帮扶。加强出所前就业培训与出所后就业对接。开展就业摸排工作，根据戒毒人员的文化程度、就业技能、身体素质等情况有针对性地做好糕点制作、瑜伽教练、美容美发等适合戒毒人员从事的出所前职业培训。出所后有针对性地提供政策咨询、岗位信息、职业指导和职业介绍等就业对接服务，并通过辖区内公益性岗位安置就业[9]。

（8）康复训练。康复训练是帮助戒毒人员逐步恢复身心健康的重要手段。康复训练在戒毒工作的实施运用中起到了一定成效，得到了社会高度评价。在社区建立戒毒康复场所，对出所戒毒人员开展社区康复训练，通过中高强度康复训练逐步提高戒毒人员的身体素质，缓解其出所后的压力，消除其抑郁焦躁的心理状态，从而预防复吸，提高操守保持率。

三、测量

在回归指导期对即将脱离戒毒所的戒毒人员再次进行测量，对比教育适应期数据，评估身体形态和成分、身体素质等各方面的变化。

（一）身高

普遍采用电子身高测量计测量身高。受试戒毒人员需要光着脚，以立正的姿势站在身高测量计的底板上，脚跟、骶骨部及两肩胛间紧靠身高测量计的立柱上。测量者站在受试戒毒人员的左右均可，将其头部调整到耳屏上缘与眼眶下缘的最低点齐平，再移动身高测量计的水平板至受试戒毒人员的头顶，使其松紧度适当，即可测量出身高。

（二）体重

体重普遍采用电子体重计进行测量。

体重测量流程如下。

（1）戒毒人员准备。受试戒毒人员赤足，男性受试戒毒人员身着短裤，女性受试戒毒人员身着短裤、短袖衫，站在电子体重计中央。

（2）信息采集。进入戒毒人员信息管理系统，录入参与测量的戒毒人员信息。

（3）测量。测量时，电子体重计应放在平坦地面上，调整 0 点至刻度尺水平位。检查电源线及接口是否牢固，按工作键液晶屏显示"0"即表示机器进入工作状态，5s 后电子体重计自动记录数据。数值以 kg 为单位，精确到小数点后一位。

（4）记录。在戒毒人员信息档案内留底检查结果，归档，并将相关文件更新。

（5）整理。将使用过的仪器进行清理、消毒、归位。

（三）BMI

$$BMI＝体重（kg）÷身高^2（m）$$

BMI 肥胖分级：正常体重，BMI＝18～25；超重，BMI＝25～30；轻度肥胖，BMI＞30；中度肥胖，BMI＞35；重度肥胖，BMI＞40。

（四）体成分

人体是由水分、蛋白质、脂肪和无机盐 4 种成分组成的。体成分是指人体总体重中脂肪成分和非脂肪成分的比例。

1. 体成分分析仪测量体成分

（1）体成分测量方法。普遍采用体成分分析仪测量体成分。参与体成分测量的戒毒人员双手握住手部电极，大拇指轻压在电极上；戒毒人员赤足站在底座足部电极上，即脚后跟踏在底座的圆形电极上，脚掌压在前部椭圆形电极上，静立 40～60s，即完成全部测量。

（2）体成分测量流程。

① 评估。询问戒毒人员体内是否装有起搏器、心脏支架及金属物品，测量前 15min 有无剧烈运动。

② 仪器准备。开机，用一次性消毒巾对戒毒人员接触的仪器部位进行消毒。

③ 戒毒人员准备。戒毒人员了解检测目的和方法；脱去鞋袜，必要时脱去外衣，将身上金属物品取下。

④ 信息采集。进入戒毒人员信息管理系统，录入参与测量的戒毒人员信息。

⑤ 测量。测量时，戒毒人员面对机身，赤脚站于分析仪上，双手握住手部电极，拇指、其余 4 指分别与电极密切接触；双足跟、前掌分别踏在足部电极上；上肢下垂并离开躯干；双眼平视，挺胸收腹；输入编号、姓名、年龄、身高、性别后即开始测量，测量时间需要 1～2min。

⑥ 打印报告。单击"打印"按钮，计算机生成 pdf 格式电子报告，单击计算机界面中的"打印"按钮。

⑦ 报告解读。对戒毒人员体成分测量报告进行解读。

⑧ 记录。在戒毒人员信息档案内留底检查结果，归档，并将相关文件更新。

⑨ 整理。将使用过的仪器器材进行清理、消毒、归位。

（3）体成分测量用途。在教育适应期戒毒人员测量工作中，体成分测量结果可有以下用途。

① 对戒毒人员肥胖的诊断、营养状况的评估。

② 对戒毒人员运动前后体内水分变化、体成分、身体平衡的评估。

③ 戒毒人员身体脂肪比例和脂肪分布的测定可用于健康检查，如高血压、糖尿病、动脉硬化和高血脂等病症的检查。

④ 为各期戒毒人员体重控制、减脂、肌肉训练、营养平衡和疾病诊断提供科学有效的依据。

⑤ 检测患有癌症、艾滋病等消耗性疾病的特殊风险戒毒人员的人体细胞总量。

2. 皮褶厚度法测量体成分

皮褶厚度是推断全身脂肪含量、判断皮下脂肪发育情况的一项重要指标。皮褶厚度可用 X 光、超声波、皮褶卡钳等进行测量。用卡钳测量皮褶厚度最为简单经济，测量结果和 X 光片测量值的相关度可达 0.85～0.90，对人体亦无放射性伤害。

皮褶厚度测量流程如下。

（1）皮褶厚度卡钳的校验。测量前应先校验卡钳，将砝码挂于钳口，调整指针至红色标记刻度的 15～25mm 范围内。每次测量前将指针调至 0 点，卡钳压强应保持在 $10g/mm^2$，面积为 20～40mm^2。

（2）受试戒毒人员自然站立，暴露身体的右侧测量部位。躯干测量部位包括肩胛部、胸部、腹部和髂部等；四肢测量部位包括上臂部和大腿部等部位。女性测量部位包括上臂部、髂部和大腿部；男性测量部位包括胸部、腹部和大腿部。各测量部位定位如下。

① 胸部：位于男性腋前线和乳头的斜向连线中点处。

② 上臂部：上肢自然下垂，于肩峰与尺骨鹰嘴突连线中点处，垂直捏起皮褶。

③ 腹部：脐旁 1cm 处，垂直捏起皮褶。

④ 大腿部：腹股沟中点与髌骨上缘中点连线的中点处，皮褶方向与大腿纵轴平行。

⑤ 肩胛部：在右肩胛骨下角的下方约 1cm 处，皮褶方向向外下方，与脊柱成 45° 角。

⑥ 髂部：髂嵴上方脐水平线与腋中线交界处，皮褶方向稍向前下方。

（3）测量时，测试者选准测量点，用左手拇指和食指、中指将皮脂捏起，右手持皮脂厚度计，将卡钳张开，卡在捏起部位下方约 1cm 处，待指针停稳，立即读数并做记录，测量 3 次取中间值或取其均值，任两次测量误差不得超过 5%。以 mm 为单位，取小数点后一位记录。

（4）将皮褶厚度（mm）测量数据带入相应身体密度公式，计算身体密度值，再将身体密度值带入 Siri 或 Brozek 预测公式，计算体脂百分比。

皮褶厚度测量应用与评价：该方法所测得皮下脂肪厚度包括皮肤的厚度，不同个体皮肤压缩率的差异会造成测量误差，对于过度肥胖和皮下脂肪坚实者不太实用。但该方法简便易行，尤其适合大面积普查，目前在国内外被广泛应用。测量计算后，可以分析评价戒毒人员体成分状况和健康风险。

四、强制隔离戒毒人员身体机能测试

（一）肺活量

肺活量反映了戒毒人员肺的容积和扩张能力。肺活量普遍采用电子肺活量计进行测量。

肺活量测量流程如下。

（1）测试要求在通风良好的房间进行，准备电子肺活量计及一次性纸质吹嘴，将一次性纸质吹嘴与塑料螺纹管及传感器接口正确连接。

（2）受试戒毒人员用鼻腔做深呼吸后，手持吹嘴，以中等速度和力度吹气，直至不能再呼气为止，测试中不得二次呼气，否则测试自动结束，此时仪器发出"嘟嘟"两声音响，并显示最终测试结果为电子肺活量计毫升值，此时文字开始闪烁，表明测试已经结束，可以记录数据，此时发出一声音响，又重新进入接通电源的待机状态。若要再次测试，则应注意学会深呼吸，避免耸肩提气，应该像闻花式的慢吸气；学会吸气后屏住气再对准吹嘴吹气，防止此时从吹嘴处吸气。

（3）每位戒毒人员可测 3 次，每次间隔 15s，记录 3 次数值，选取最大值作为测量结果。测量结束，将使用过的仪器进行清理、消毒、归位，保持测试房间卫生整洁。

（二）血压

血压在不同血管内被分别称为动脉血压、毛细血管压和静脉血压，通常所说的血压是指体循环的动脉血压。

血压的测量方法包括直接测量法和间接测量法：①直接测量法是将溶有抗凝剂的长导管，经皮穿刺将导管送至主动脉，导管与压力传感器连接，直接显示血压。本法为有创方式，仅适用于某些特殊情况。②间接测量法即袖带加压法，用血压计测量。血压计有汞柱式、弹簧式和电子血压计。间接测量法简便易行，是目前临床上广泛应用的方法。

戒毒人员血压测量常用臂式电子血压计或汞柱式血压计。

血压测量分级如表 5-2-2 所示。

表 5-2-2　血压测量分级　　　　　　　　单位：mmHg

血压分级表	收缩压	舒张压
理想血压	<120	<80
正常血压	120～129	80～84
正常高值	130～139	85～89
高血压	≥140	≥90
1 级高血压（轻度）	140～159	90～99
2 级高血压（中度）	160～179	100～109
3 级高血压（重度）	≥180	≥110
单纯收缩期高血压	≥160	<90

（三）台阶试验

台阶试验是反映戒毒人员人体心血管系统机能状况的重要指数。

台阶试验测量方法：男性戒毒人员用高 40cm 的台阶（或凳子），女性戒毒人员用高 35cm 的台阶（或凳子），上、下台阶的频率是 30 次/min，因而节拍器的节律为 120 次/min（每上、下一次是 4 动）。受试戒毒人员按节拍器的节律完成试验。

台阶试验测量流程如下。

（1）受试戒毒人员从预备姿势开始：①受试戒毒人员一只脚踏在台阶上；②踏台腿伸直成台上站立姿势；③先踏台的脚先下地；④还原成预备姿势。

（2）用 2s 上、下一次的速度（按节拍器的节律来做）连续做 3min。做完后，立刻坐在椅子上测量运动结束后的 1～1.5min、2～2.5min、3～3.5min 的 3 次脉搏数。用下列公式求得评分指数，计算结果包含有小数的，对小数点后的 1 位进行四舍五入取整进行评分。

评定指数＝［踏台上下运动的持续时间（s）×100］／［2×（3 次测定脉搏的和）］

（四）最大摄氧量

最大摄氧量（Maximal Oxygen Consumption，VO_2max）是指在人体进行最大强度的运动，各器官、系统机能达到最高时，机体所能摄入的氧气含量。最大摄氧量可作为反映戒毒人员有氧运动能力的重要指标，高水平最大摄氧量是高水平有氧运动能力的基础。

可采用直接测试法、间接测试法对戒毒人员做最大摄氧量测试。

（1）直接测试法。直接测试法又称实验室测试（Laboratory Measurement）法。采用此测试方法时，让受试戒毒人员在跑台上跑步，通过调动跑台的跑速级别使得受试戒毒人员运动至力竭，通过气体分析仪器收集受试戒毒人员的呼出气，分析和计算 VE、O_2、CO_2 浓度所需要的指标，达力竭运动负荷时，测出运动中的最大摄氧量。

（2）间接测试法。测定最大摄氧量的仪器昂贵，与此同时，测定时所进行的激烈的运动对于体弱的人和中老年人比较危险。于是采用小于测定最大摄氧量所需要的运动强度，并推测出受试戒毒人员的最大摄氧量，此方法称为最大摄氧量的间接测试法。其依据是人体的耗氧量与本身完成的功率和运动时的心率密切相关，因而通过运动时的心率和运动完成的功率推测受试戒毒人员的最大摄氧量。

（五）反应时

反应时是指刺激作用于有机体后到明显的反应开始时所需要的时间，通常分为简单反应时、选择反应时和辨别反应时 3 种。

（1）简单反应时也叫 A 反应时或基线反应时，是指当一个刺激出现时，戒毒人员从感知刺激到做出反应所持续的时间间隔。在测定反应时的研究中，听觉简单反应时和视觉简单反应时的研究比较多。

（2）选择反应时也叫 B 反应时，是指根据不同的刺激物，在各种可能性中选择一种符合要求的反应，并执行该反应所需要的时间。一个选择反应时实验呈现的刺激为两个或多个，要求戒毒人员对不同的刺激做出不同的反应，这种反应时更能体现人的智力和能力。

（3）辨别反应时也叫 C 反应时，指当呈现两个或两个以上的刺激时，要求戒毒人员对某一特定的刺激做出反应，对其他刺激不做反应，并执行该反应所需要的时间。

（六）本体感觉

本体感觉多用关节测量仪进行测量。
本体感觉测量流程如下。

1. 构造多用关节测量仪

多用关节测量仪主要由一直径为 2m 左右的圆形木制板（或其他材料）制成。在圆板面上有分度数，圆板由一支架固定在可升降的底座上。在大圆板面上，用不同颜色画制另一带分度数，为直径 1m 的小圆。大圆测量肩关节、髋关节和膝关节，小圆可测量肘关节。

2. 测量肩关节本体感觉敏感度

（1）令受试戒毒人员两臂下垂，侧立于仪器前，调整仪器高度，使测量仪器的圆心正对着受试戒毒人员的肩峰。然后令受试戒毒人员手心向内直臂做前屈动作，要求屈到一定位置（角度），再返回原位（下垂），重复 3 次。要求受试戒毒人员边做动作边体会肩部肌肉感觉。

（2）受试戒毒人员闭上双眼，再接上述要求的屈度做5次，检测者观察受试戒毒人员每次直臂前屈的角度与原要求角度的差距，并记录其结果。

（3）让受试戒毒人员背向仪器，使圆心正对着第7颈椎（隆椎），可以测单臂或双臂外展时的敏感度。实验方法步骤同第一步正对仪器测量。

肩关节敏感度测定也可以采用刘键改进的肩关节敏感度测量仪进行测量。测试时，将测量仪平放在桌面上，受试戒毒人员面对仪器站立，调节好距离，使两手握住活动把手后手臂完全伸直。测量方法基本同肩关节本体感觉敏感度测量。

3. 测量肘关节本体感觉敏感度

测量肘关节本体感觉敏感度可在多用关节测量仪的小圆周上进行。令受试戒毒人员侧立仪器前，将肘关节的中心点（肱骨外上髁处）正对小圆周的圆心，上臂固定不动，以肘关节为轴心屈伸前臂进行实验。实验方法同肩关节本体感觉敏感度测量。

肘关节敏感度也可采用刘键改进的肘关节敏感度测量仪进行测量。测量时将测量仪平放在桌面上，受试戒毒人员取坐位，面向仪器，使肘关节正对仪器的轴心，前臂放在仪器的移动板上，用固定带固定。然后以肘关节为轴心做屈、伸运动。测量方法基本同肩关节本体感觉敏感度测量。

4. 测量髋关节和膝关节本体感觉敏感度

髋关节和膝关节本体感觉敏感度可用多用关节测量仪进行测量。测量时，可升降圆板或让受试戒毒人员站在升降台凳上，使髋关节或膝关节中心点正对圆心处。测量方法基本同肩关节本体感觉敏感度测量。

（七）骨密度

骨密度是骨质量的一个重要标志，反映骨质疏松程度，是预测骨折危险性的重要依据。测量试销品的日益改进和先进软件的开发，使该指标可用于不同部位，测量精度显著提高。除可诊断骨质疏松症外，尚可用于临床药效观察和流行病学调查，在预测骨质疏松性骨折方面有显著的优越性。

骨密度测量方法如下。

（1）单光子吸收测定法（Single Photon Absorptiometry，SPA）。利用骨组织对放射物质的吸收与骨矿含量成正比的原理，以放射性同位素为光源，测定人体四肢骨的骨矿含量。一般选用部位为桡骨和尺骨中远 1/3 交界处（前臂中下 1/3）作为测量点。一般以右手为主的人测量左前臂，"左撇子"测量右前臂。该方法在我国应用较多，且设备简单、价格低廉，适合流行病学普查。该方法不能测定髋骨及中轴骨（脊椎骨）的骨密度。

（2）双能 X 线吸收测定法（Dual-energy X-ray Absorptiometry，DEXA）。通过 X 射线管球经过一定的装置所获得两种能量，即低能光子峰和高能光子峰。这两种光子峰穿透身体后，扫描系统将所接收的信号送至计算机进行数据处理，得出骨矿含量。双能 X 线吸收测定仪可测量全身任何部位的骨量，精确度高，对人体危害较小，检测一个部位的放射剂量相等于拍一张胸片放射剂量的 1/30、定量 CT 的 1%，不存在放射源衰变的问题。目前双能 X 线吸收测定仪已在我国各大城市逐渐使用，前景良好。

（3）定量 CT（Quantitative Computed Tomography，QCT）。近 20 余年来，计算机机层（Computed Tomography，CT）已在临床放射学领域得到广泛应用。QCT 能精确地选择特定部位的骨测量骨密度，能分别评估皮质骨和海绵骨的骨密度。临床上骨质疏松引发的骨折常位于脊柱、股骨颈和桡骨远端等富含海绵骨的部位，运用 QCT 能观测这些部位的骨矿变化，因受试者接受 X 线量较大，目前仅用于研究工作中。

（4）超声波测定法（Ultrasonic Testing，UT）。由于其无辐射和诊断骨折较敏感而引起人们的广泛关注，利用声波传导速度和振幅衰减能反映骨矿含量和骨结构及骨强度的情况，与 DEXA 相关性良好。该方法操作简便、安全无害，价格便宜，所用的仪器为超声骨密度仪。

（八）握力

握力使用握力计测试。测试时，受试戒毒人员转动握力计的握距调节钮，调至适宜握距，然后用有力手持握力计，身体直立，两脚自然分开（同肩宽），两臂自然下垂，开始测试时，用最大力紧握上下两个握柄。测试两次，取最大值，记录以 kg 为单位，保留小数点后一位。

（九）俯卧撑（男）

测量俯卧撑需在平坦地面上进行，使用计数器测试。测试时，受试戒毒人员双手撑地，手指向前，双手间距与肩同宽，身体挺直，屈臂使身体平直下降至肩与肘处于同一水平面，然后将身体平直撑起，恢复至开始姿势为完成 1 次，记录次数。

（十）1 分钟仰卧起坐

测量仰卧起坐需准备垫子、秒表，受试戒毒人员仰卧于垫上，两腿稍分开，屈膝呈 90° 角左右，两手指交叉贴于脑后。辅助其压住其踝关节，以固定下肢。受试戒毒人员坐起时两肘触及或超过双膝为完成 1 次。仰卧时两肩胛必须触垫。测试人员发出"开始"口令的同时开表计时，记录 1min 内完成次数。1min 到时，受试戒毒人员虽已坐起但肘关节未达到双膝者，不计该次数，精确到个位。

（十一）纵跳

纵跳使用电子纵跳仪测试。测试时，受试戒毒人员站在纵跳仪踏板上，尽力垂直向上跳起。测试两次，取最大值，记录以 cm 为单位，保留小数点后一位。

（十二）坐位体前屈

受试戒毒人员两腿伸直，两脚平蹬测试纵板坐在平地上，两脚分开 10～15cm，上体前屈，两臂伸直向前，用两手中指尖逐渐向前推动游标，直到不能前推为止。测试计的脚蹬纵板内沿平面为 0 点，向内为负值，向前为正值。记录以 cm 为单位，保留一位小数。测试两次，取最好成绩。

（十三）闭眼单脚站立

闭眼单脚站立使用秒表测试。测试时，受试戒毒人员自然站立，闭眼，当听到"开始"口令后，抬起任意一只脚，同时测试员开表计时。当受试戒毒人员支撑脚移动或抬起脚着地时，测试员停表。测试两次，取最好成绩，记录以 s 为单位，保留小数点后一位，小数点后第二位数按"非零进一"的原则进位。例如，10.11s 记录为 10.2s。

第三节　强制隔离戒毒人员回归指导期康复训练

回归指导期康复训练主要包括以下几个方面：一是把形势政策教育与法律法规教育相结合，进一步加大告知解释工作力度；二是把爱国主义教育与社会责任教育相结合，进一步做好思想教育工作；三是把心理健康教育与行为养成教育相结合，进一步强化回归社会教育；四是把所内教育与后续照管相结合，进一步抓实对解戒人员的后续照管衔接工作。

一、回归指导期康复训练目标

回归指导期康复训练旨在维持戒毒人员已恢复或超越正常人群的体能水平及健康状态，彻底摆脱因长期吸毒导致的病态体质，为戒毒人员回归社会并适应正常生活奠定坚实的基础。

训练时以中等强度（50%＜储备心率＜60%）的有氧运动结合中等强度的 5 项运动素质（力量、耐力、速度、柔韧、灵敏）的针对性训练开展戒毒康复训练。在回归指导期康复训练总量中，有氧运动的训练量占 60%，5 项运动素质的训练量占 40%；该阶段的时间为 6 个月。

二、回归指导期康复训练项目

（1）常规习练：第二套和第三套康复操、第二套和第三套广播体操、第二套和第三套工间操。

（2）继续开展康复巩固期训练内容。

（3）社会类拓展训练等。

三、回归指导期康复训练时间

每天不少于 60min。

四、回归指导期康复训练实施流程

（1）制订计划：结合评估情况，开具回归指导期训练处方，确定训练内容。

（2）实践训练：按照训练内容的操作要领组织实施。

（3）体质测试：在出所前 1 个月进行体质测试。

（4）开具报告：对 3 次测试数据进行梳理、对比、分析，出具戒毒人员体能康复报告，客观评价身体康复状况，提出回归社会后康复建议及健身方案。

（一）有氧运动训练

有氧运动是增强人体吸入与使用氧气的耐久运动，其运动特点是负荷量轻、有节律感、持续时间长。运动医学测定：有氧运动适宜的运动负荷为每周 4～5 次，每次持续 20～30min，运动时心率为 120～135 次/min。自我抗力是人体肌群处于静态性对峙的肌力抗衡，也是简便易练的有氧运动项目之一。它不受性别、场地、器械的制约。采用徒手定位的肌肉抗力练习，无运动创伤之忧，成为静力训练中加速血流、促进代谢、舒筋活络的健身方法。以下介绍几组简易的不同体位的自我抗力练习，可选做学练。

1. 掌指练习方法

两掌胸前合拢，五指分开，指腹相对。两手第一指腹相互做抗力推进，两掌缓张，呈"爪"形静态抗力 10～12s，重复 7～8 次。

效应：增强指部展肌和桡侧腕短伸肌肌力。

提示：指腹互推时，均需适量抗力，递增抗衡强度。

2. 肩臂练习方法

分腿站立，两手胸前合掌，手指向上。右掌推力超过左掌的抗力，用力将左臂推至左体侧。左掌抵制右掌的抗力，将右臂推回右体侧，重复 10～12 次。

效应：提高三角肌、肱二头肌、肱桡肌和拇短屈肌的肌力。

提示：两掌推移时，被推移的腕掌需有抗衡力，以递增抗力力度。

3. 头颈练习方法

分腿站立，两手交叉抱颈。两手慢速用力推动头部、颈部的抗力，将头按压至胸锁骨部位，呼气。然后颈部用力抗回两手的下扳力，将头部向上竖抬成预备姿势，吸气。重复 7～8 次。

效应：增强颈阔肌和肩胛提肌等的肌力。

提示：两手向下扳力不宜大于头部、颈部向上的抗力。扳速宜缓慢，扳力宜适中。

4. 腰背练习方法

分腿站立，两手叉腰，虎口向下。腰背部迎着两手逆向扭转的抗力，做顺向环绕旋转，呈静态抗力 6～8s。然后反方向重复，间歇 30～40s。

效应：促进背阔肌、腰侧肌和竖脊肌伸展力，提高腰椎灵活性。

提示：腰背部绕旋时，头部、颈部和上体协同转动。两脚不可移动。

5. 胸腹练习方法

并腿仰卧，两掌位于腹部。胸腹部迎着两掌按压的抗力向上做反抗力呈 45°仰卧起坐 5～6s，重复 7～8 次。

效应：增强腹直肌和胸大肌肌力。

提示：仰卧呈起坐时，深吸气；仰卧躺下时，呼气。

6. 腿膝练习方法

蹲位，两手掌放在腿上。两腿迎着两掌向下的按压力，用力向上做反按压抗力蹬起成直立。间歇 30s，重复 7～8 次。

效应：增进股四头肌和内收肌群的肌力。

提示：腿部做反抗力蹬起时，上体与腿位呈 90°，体位不可前倾。

（二）力量训练

国内外学者一般按肌肉的工作形式和具体的练习效果划分力量练习的方法。肌肉力量训练方法主要由静力性（等长）练习方法、动力性（等张）练习方法、等动练习方法、退让性练习方法、超等长练习方法、递增限力练习方法、组合练习方法和电刺激方法所组成。

1. 静力性（等长）练习方法

肌肉以等长收缩的形式使人体保持某种特定位置，或对抗固定不动阻力练习的形式称为静力性（等长）练习。例如，马步站桩、控腿、双杠上的直角支撑、倒立或举起一定重量并在某一位置上保持一段时间，都属于静力性（等长）练习。

运用静力性（等长）练习方法发展力量时，一般采用最大限度的用力。但为了防止肌肉的拉伤，不能在收缩一开始就达到最大的紧张度，而应逐渐用力，在第 3s 时才达到最大限度，而后保持 2～3s。一次静力性力量训练课的总时间一般不应超过 25min（含休息时间在内）。一次训练课的练习数量一般是 5 个，最少 3 个，最多 8 个。

2. 动力性（等张）练习方法

使肌肉做向心收缩或离心收缩所进行的负重或不负重的练习称为动力性（等张）练习。例如，以负重做深蹲、负重深蹲起、肋木举腿（举起和慢放下）、腿捆沙袋跑步等动作发展腿部力量，以引体向上、卧推杠铃、俯立侧平举等动作发展上肢力量，以负重体前屈、负重转体等动作发展腰背力量等，都属于动力性（等张）练习。

3. 等动练习方法

等动练习是借助等动练习训练器材在动力状态下完成的练习方法。在这种类型的训练中，运动速度是相对稳定的，它可使运动员在动作的任何一个阶段表现出接近最大或最大的力量。在等动状态下，可使肌肉在动作的整个过程中承担适宜的负荷量，因而可取得一般负重练习所达不到的效果。

在人体活动中，由于运动关节的位置不断变化，肌肉拉力也在不断变化，也就是说，在整个关节活动的范围内肌肉所产生的力量是不一样的。用等动练习器进行模拟练习，当骨杠杆处于有利地位，肌肉好发挥力量时，器械产生的阻力就加大；当骨杠杆处于不利位置时，肌力小，器械产生的阻力也小。因此，这种练习在关节活动的整个范围内都能给肌肉相应的阻力，使肌肉所受到的训练符合运动实际的需要。快速等动练习能使各种运动速度的力量都得到增加；慢速等动练习只能使慢速运动时的力量增加。快速等动练习所增加的快速力量耐力大于慢速等动练习所增加的慢速力量耐力。提高肌收缩速度的最好办法是采用高速度等动练习[10]。

4. 退让性练习方法

使肌肉产生离心收缩的力量练习方法称为退让性练习方法。退让性练习对神经肌肉系统产生超量负荷，且刺激时间长，因此可使肌肉特别是最大力量得到明显增长。目前国际上普遍采用的退让性练习方法主要有以下两种。

（1）杠铃练习。例如，戒毒人员进行卧推和深蹲，负荷为110%～150%，同伴加助力推起，然后加保护放下至胸前。

（2）采用计算机力量训练器械。戒毒人员在计算机力量训练器械上进行局部肌肉的退让性力量练习。

5. 超等长练习方法

肌肉先被迫迅速进行离心收缩，紧接着迅速转为向心收缩的练习称为超等长练习方法。体育运动中不少动作在发力时（如跳跃或投掷）都是这样进行的。离心收缩后紧接着进行向心收缩能发挥更大力量的原因是：肌肉是弹性体，拉长后张力增大。肌肉牵张反射，肌肉迅速拉长时张力增大，被拉长得越快，它所产生的张力越大，在这当中伸长的幅度更重要。超等长练习方法主要有以下 3 种形式。

（1）各种快速跳跃练习，如最大速度连续跳、双眼或单腿连续跳不同高度的栏架、带助跑或不助跑的跨步跳或单级跳。

（2）不同高度和形式的跳深练习。

（3）利用专门器械等。由于超等长练习方法更符合某些运动项目中爆发力的运动特征，该方法对于提高戒毒人员的支撑能力，发展戒毒人员的快速力量特别是爆发力量，有着其他练习方法所无法相比的训练效果。

6. 递增限力练习方法

根据肌肉在收缩过程中肌肉拉力的变化在开始收缩时最大，随着肌肉缩短而减少的现象，为了使肌肉在拉力减少时也能受到较大阻力的训练称为递增限力练习方法。普遍采用橡皮带、拉力器等器具进行递增限力练习。因为橡皮带或拉力器被拉得越长（在弹性限度内），产生的阻力（可弹力）越大，所以能使肌肉缩短而肌拉力减少时仍能受到较大阻力的训练。

7. 组合练习方法

将上述几种练习方法进行不同组合的方法称为组合练习方法。这种练习方法可使运动员在一次训练课中获得多种训练效果。例如，50%的动力性（等张）练习＋25%退让性练习＋25%静力性（等长）练习；75%向心收缩练习＋15%离心收缩练习＋10%静力性（等长）练习；等等。

8. 电刺激方法

用电刺激发展肌肉力量，将电极置于肌肉的起止端，电流强度以人体不感到痛苦为宜。经刺激后，肌肉体积没有明显增大，脂肪减少，力量得到提高。

（三）耐力素质训练

耐力素质是指人体在长时间进行工作或运动中克服疲劳的能力。它是反映人体健康水平或体质强弱的一个重要标志。耐力素质练习的方法较多，而且各种方法都有自身的特点。总的来说，这些特点基本上又体现在耐力素质练习过程中，包括在练习强度、持续时间、间歇时间与方式、重复次数等因素的组合与变化上。目前，常用的耐力素质练习方法主要有以下几种。

1. 持续练习法

持续练习法是指在相对较长的时间里（不少于 30min），以较为恒定的强度持续地进行。持续练习法具有持续刺激机体的作用，有利于改善大脑皮层神经过程的均衡性，增强心血管系统和呼吸系统的功能，能较经济地利用体内储备的能量，有利于发展有氧和一般耐力。

持续练习法由于持续时间较长，又没有明显的间歇，总的练习负荷量较大。但是练习时的强度较小，而且比较恒定，变化不大，一般在 60% 的强度上下波动。练习对机体产生累积性的刺激比较和缓。持续练习时，内部负荷心率一般控制在 140～160 次/min 的范围内为宜。构成持续练习法的基本要素是重复练习的方式、时间与强度，在方式固定的情况下，练习的时间与强度可做相应调整。若练习强度大，则缩短练习时间；若练习强度小，则适当延长练习时间。

2. 重复练习法

重复练习法是指不改变动作结构和外部负荷表面数据，在相对固定的条件下，按照既定间歇要求，在机体完全恢复的情况下反复进行练习的方法。重复练习法能使能量物质的代谢活动得到加强，并产生超量补偿与积累，既有利于发展有氧耐力，又有利于发展无氧耐力。

重复练习法每次练习的负荷量与强度可大可小，根据具体任务、目的而定。由于每次练习前均需恢复到原来开始练习前的水平，即心率在 100～120 次/min 的水平上，故每次练习可以保证强度在中等偏大或极限强度（90%～100%）范围内，从而使有机体的耐力水平得到有效的提高。长时间的重复练习，强度稍大于持续练习法，有利于有氧耐力的提高，而强度在 90% 以上的练习，则有利于无氧耐力的发展。

3. 间歇练习法

间歇练习法是指在一次（或一组）练习之后，按照严格规定的间歇负荷和积极性间歇方式，在机体未完全恢复的情况下从事下一次（或一组）练习的方法。

间歇练习法与重复练习法较相似，主要区别在于间歇上的不同要求。重复练习法的间歇是采用完全恢复的间歇负荷和无严格规定的间歇方式（多以消极性的静息为主）进行的。间歇练习法则是以未完全恢复的间歇负荷和积极性的间歇方式进行的[11]。戒毒人员总是在未完全恢复的状态下进行下一次练习，有明显的疲劳积累，对机体的刺激强度较大。间歇练习法间歇后心率一般在 140 次/min 以上，明显高于重复练习法，但其练习强度因间歇负荷水平较高而无法达到重复练习法的水平。练习时一般心率在 170～180 次/min，负荷强度为 70%～80%，有利于提高机体的心肺功能和无氧代谢能力。间歇练习法的持续时间与练习强度之间形成一种对应关系，若练习强度大，则练习时间短；若练习强度小，则练习时间稍长。

据此，间歇练习法可分为低强度间歇练习法和高强度间歇练习法。低强度间歇练习法也称非强化间歇练习法，其负荷在周期性项目中一般为本人最大强度的 60%～80%，在非周期性项目中为本人最大强度的 50%～60%，负荷持续时间为 45s 至 1.5min，此方法有助于发展有氧无氧混合代谢能力和专项能力。高强度间歇练习法也称强化间歇训练法，其负荷强度在周期性项目中一般为本人最大强度的 80%～90%，在非周期性项目中为本人最大强度的 70%～80%，每次练习的时间因强度较大而相对较短，负荷持续时间为 15s 到 1min。这种方法对发展速度耐力和专项耐力均有较大作用。

在周期性项目中运用时，有时也可用小段落和短间歇的方式进行安排，这有助于提高无氧非乳酸代谢能力。在练习时，要严格掌握间歇时间和间歇方式。当心率降低到 120～140 次/min 时，必须及时让戒毒人员进入下一次练习，因为此时心脏每搏输出量和耗氧量达最大值，最有利于提高心肺功能。心率降到 120～140 次/min 的时间，一般占练习后完全恢复时间的一半不到。如果练习后完全恢复的时间为 3min，那么未完全恢复的时间在 1.5min 之内。至于积极性的间歇方式可采用走、慢跑、活动性体操等形式。构成间歇练习法的基本要素有练习的数量、强度、间歇的时间与方式和重复次数等，不同的练习目的对这些要素的组合变化要求也不相同。

4. 变换练习法

变换练习法是在变化各种因素的条件下反复进行练习的方法。由于耐力练习比较枯燥，采用变换练习法可以在一定程度上提高运动员的练习兴趣和积极性，从而提高练习的效果。

变换练习法所变换的因素一般有练习的形式、时间、次数、条件，间歇的时间、方式与负荷等。以上因素只要改变其中一个因素，就会由于这一因素的变化对人体机体造成负荷刺激的变化，因而变换练习法的核心是变换运动负荷。

变换运动负荷的形式一般有 3 种：第一种是不断增加负荷，第二种是不断减少负荷，第三种是负荷时增时减。在实际练习中，究竟采用哪一种形式应视具体情况而定。如果要加大对机体的负荷刺激，就要增加负荷。如果要提高机体对负荷刺激的适应能力，就应注意负荷的变化，时增时减。法特莱克法是变换练习法的一种特殊形式，也可以理解是一种由持续练习法和变换练习法综合而成的组合练习法。其特点是在各种变换的外界自然环境条件下进行持续、变速的跑的练习，时间长达 1～2h，强度自我调节，有节奏地变化。例如，在草地、树林、小丘、小径等自然条件下，把快慢间歇跑、重复跑、加速跑和走等方法不规则地混合起来练习，跑的距离可为 5～15km。法特莱克法对练习的过程没有明确的限制，可自由选择地形、确定速度和路线。因此，这种方法能使耐力练习变得较为生动，使得运动员在练习中能主动投入、积极进取，有利于发展一般耐力。变换练习法可以提高练习的兴趣和积极性，在运用时要注意贯彻循序渐进原则，各种因素的变换一开始不能太突然，以免机体因不能立马适应而受伤。

5. 游戏练习法与比赛练习法

游戏练习法与比赛练习法是指运用游戏与比赛的方式进行练习的方法。这种方法能较快地提高戒毒人员练习的兴趣和积极性，并在练习中充分发挥主动精神，使机体能够承受较大强度的负荷，有利于提高有氧耐力和无氧耐力。

游戏练习法与比赛练习法是两种有紧密联系的练习方法，比赛练习法是从游戏练习法发展而来的，但练习强度大于游戏练习法。采用游戏练习法与比赛练习法时，应控制戒毒人员的热情，掌握好运动负荷，以免因过于兴奋和体力消耗过大而造成机体损伤或机体工作能力下降。

6. 高原训练法

高原训练法主要利用高原空气稀薄，在缺氧情况下进行训练。这有利于刺激机体，改善呼吸及循环系统的机能，提高最大吸氧能力，刺激造血功能，增加循环血中红细胞和血红蛋白的数量，提高输氧能力，因而通过高原训练能够提高人体对氧债的承受能力，进而提高有氧耐力和无氧耐力的水平。

7. 循环练习法

在循环练习时，各站内容及编排必须符合专项特点的要求进行选择和设计，同时应根据渐进负荷或递增负荷的原则安排练习。

以上所介绍的耐力练习方法基本上是单一类型。在实际发展耐力素质的练习过程中，往往还要采用综合练习法，即组合练习法和循环练习法。通过各种方法的综合排列，练习过程变化更大，更具选择性，从而有效提高耐力水平。

（四）速度素质训练

速度素质是体能训练中一种十分重要的运动素质，过去国内外对速度素质的研究百花齐放、百家争鸣。例如，苏联的普拉东诺夫认为"速度是指运动员保证在最短时间内完成动作的综合功能"。

从概念角度理解，速度素质包括人体快速完成动作的能力（动作速度）和对外界信号刺激快速反应的能力（反应速度），以及快速位移的能力（位移速度）。其中，动作速度（动作频率）是指人体或人体某一部分快速完成某个动作的能力；反应速度是指人体各种信号刺激的快速应答能力；位移速度是指人体在特定方向上位移的速度，以单位时间内机体移动的距离为评定指标[12]。速度素质训练方法与手段主要有如下几种。

1. 反应速度的训练方法与手段

（1）信号刺激法。反应速度是由神经反射通路的传导速度所决定的，基本属于纯生理过程，因此可以利用突然发出的信号或突然改变的信号提高戒毒人员对简单信号的反应能力。例如，在日常训练中，教员可以随机地击掌，戒毒人员听击掌的声音完成事先规定的动作。

（2）运动感觉指导法。运动感觉指导法是指采用某种手段使学习者学习正确的动作、体验伴随动作的运动感觉线索的方法。运动感觉指导法主要有两种：①动作的外部控制法。通过某种手段对练习者的动作进行物理控制，由外部给予理想的动作让学习者学习。1964 年，霍尔和麦克雷将这种方法分为控制动作全过程的强制反应法和为防止不适当动作产生而物理性地限制动作范围的拘束身体法。②辅助法。利用他人的辅助及各种辅助器械给学习者提供产生正确动作的运动感觉，进而掌握动作方式。

2. 动作速度的训练方法与手段

（1）助力训练法。助力训练法是指在动作速度练习中，利用外界自然条件的助力和人为因素的助力来发展动作速度。例如，在训练中，可以通过顺风跑、下坡跑等外界自然条件的助力提高戒毒人员的动作速度。特别是下坡跑能有效地提高步频，因为一旦减速，身体就会因失衡而摔跤，所以在这种特殊的训练手段下迫使腿部加快频率以保持身体重心的平衡，经过循序渐进地训练，潜移默化中就会提高动作速度。

（2）后效作用法。后效作用法是利用动作加速或利用器械重量变化而获得的后效作用发展动作速度。其运动原理是在一次动作完成后，神经中枢剩余的兴奋在随后动作过程中仍然保持着运动指令，从而可以大大缩短动作进行的时间，提高动作速度。例如，利用下坡跑至平地继续快跑，可获得加速后的后效作用。

3. 位移速度的训练方法与手段

提高位移速度的途径之一是通过力量训练，使戒毒人员的力量得到增长，进而提高速度。在力量训练中，要数超等长力量练习对位移速度的提高效果更具明显，如跳深练习等。因为在超等长力量练习时肌肉先做离心收缩，然后做向心收缩以利用肌肉的弹性，通过牵张反射，加大肌肉收缩的力量。当然，在实践中，戒毒人员力量得到提高后，并不意味着位移速度马上可以提高，有时只有当力量训练负荷减少后，位移速度才得以提高。因此，我们要正确面对这种延迟性转化现象。

（五）柔韧性训练

柔韧性是人体各肌肉、关节、韧带等组织的伸展活动能力和弹性的总称。柔韧性好坏主要取决于关节组织结构和髋关节的肌肉、肌腱、韧带等组织的伸展性，也受到天气、年龄、训练水平的一定影响[13]。

发展柔韧性的基本方法包括动力拉伸法和静力拉伸法两种方法。动力拉伸法是指有节奏地通过多次重复某一动作的拉伸方法。静力拉伸法是指通过缓慢的动力拉伸，将肌肉、肌腱、韧带等软组织拉长，并停留一定时间的练习方法。这两种方法均可采用主动的拉伸和被动的拉伸。主动的动力性拉伸方法是借助自身的重力或力量拉伸。被动的动力性拉伸方法是依靠外力的拉伸。在训练过程中，通常是把动力拉伸法和静力拉伸法、主动练习法和被动练习法结合起来运用。根据不同关节活动范围的技术需要来确定发展柔韧性和保持柔韧性阶段练习的重复次数。动力拉伸练习每组练习持续时间大约10s，静力拉伸练习停留在关节最大伸展程度的位置上保持3s左右。为保证运动员在完全恢复的状态下进行下一组柔韧性练习，在间隙休息时做一些肌肉放松练习或按摩。例如，体后屈练习后做体前屈放松练习，劈叉练习后做并腿团身动作等。

根据竞技健美操项目特点和要求，采取以下练习发展戒毒人员的肩胸、腰、髋、腿的柔韧性。

1. 肩胸、腰的柔韧性练习

肩胸、腰的柔韧性练习的主要手段有压、拉、吊、转环、体转、体前屈、体后屈等，具体做法如下。

（1）扶一定高度体前屈压肩胸。

（2）背对墙壁或肋木，手臂后举扶墙或反握肋木，下蹲向下拉肩。

（3）侧向墙壁或肋木，侧向手扶墙或握肋木，侧拉肩。站立体前屈，双手互握后举，帮助者一手顶背，一手向下按压练习者手臂拉伸肩胸、腰。

（4）悬垂，反握肋木，向下吊肩。两手握棍或绳，做直臂向后和向前的转肩练习，逐渐缩短握距。

（5）站立，连续快速直臂向前、侧、后绕肩。

（6）体前屈手握脚踝，躯干与腿尽量相贴，可在帮助者用力压其背部，逐步垫高臀部或脚的高度的情况下练习。

（7）站在一定高度上做体前屈，手触地面。

（8）腿垫高的分腿体前屈，或手握肋木的高举腿分腿坐、在外力下向后压腿的体后屈练习。

（9）俯卧，上体挺胸抬起，两手上举，帮助者站在背后，两手握练习者上臂，向后拉压肩胸，向后下拉伸腰。

（10）仰卧在横马上成背屈伸，两腿固定，帮助者两手握练习者上臂，向后拉压肩胸、腰。

（11）卧成弓桥，向上顶腰和向前拉肩胸练习，逐步缩小手与脚的距离。

2. 髋、腿的柔韧性练习

髋、腿的柔韧性练习的主要手段有压腿、搬腿、劈叉压、踢腿、控腿等，具体做法如下。

（1）压腿：将一条腿置于肋木上，直膝、胯正，可向前、侧、后压腿。

（2）搬腿：单脚站立，一腿举起，直膝、胯正，在外力作用下，向前、侧、后扳腿。

（3）劈叉压：在纵叉和叉势下，两脚垫高，上体挺直、直膝、胯正，在外力作用或自身重量下，向下压髋。

（4）踢腿：包括大幅度的快速前、侧、后的正踢、绕腿，以及体前屈后踢腿练习。可以通过扶把杆踢腿、行进间走步踢腿、原地高踢腿等进行练习。

（5）控腿：扶把杆和不扶把杆的单脚站立的前、侧、后高举控腿，体前屈后举控腿，仰卧劈叉的搬控腿等。

（六）灵敏素质训练

灵敏素质是人体综合能力的反映，受遗传因素影响很大。为了提高灵敏素质，教员应尽可能采取逐渐增加复杂程度的练习方式，也可以通过改变条件、器械、器材等方式增加技术动作的复杂性和难度。同时，应着重培养和提高戒毒人员掌握动作的能力、反应能力、平衡能力、观察能力、节奏感等。

1. 灵敏素质练习的手段

灵敏素质练习的主要手段如下[14]。

（1）在跑、跳中做迅速改变方向的各种跑、躲闪、突然起动，以及各种快速急停和迅速转体练习等。

（2）做各种调整身体方位的练习。

（3）做专门设计的各种复杂多变的练习。例如，用"之字跑""躲闪跑""穿梭跑""立卧撑"4项组成的综合性练习。

（4）以非常规姿势完成的练习，如侧向或倒退跳远、跳深等。

（5）限制完成动作的空间练习。例如，在缩小的球类运动场地进行练习。

（6）改变完成动作的速度或速率的练习。例如，变换动作频率或逐步增加动作的频率。

（7）做各种变换方向的追逐性游戏和对各种信号做出应答反应的游戏等。

2. 发展灵敏素质的途径

发展灵敏素质是提高运动能力的一个非常重要的方面，在发展灵敏素质过程中应该注意到：提高力量、速度、耐力、柔韧性等是发展灵敏素质的基础；竞技体操、武术、技巧、滑冰、滑雪、各种球类运动等项目都是发展灵敏素质的有效项目；在专项练习复杂化的条件下反复练习与专项运动性质相似的动作是发展专项灵敏素质的有效途径。发展灵敏素质的途径主要包括徒手练习、器械练习、组合练习和游戏等。

（1）徒手练习（包括单人练习和双人练习两类）。

① 单人练习：主要有弓箭步转体、立卧撑跳转体、前后滑跳、屈体跳、腾空飞脚、跳起转体、快速后退跑、快速折回跑等练习。

② 双人练习：主要有躲闪摸肩、手触膝、过人、模仿跑、撞拐、巧用力等练习。

（2）器械练习（包括单人练习和双人练习两类）。

① 单人练习：主要包括各种形式的个人运球、传球、顶球、颠球、托球等多种练习，单杠悬垂摆动、双杠转体跳下、挂撑前漆翻、翻越肋木、钻栏架、钻山羊，以及各种球类运动、技巧运动、体操运动的专项技术动作的个人练习等。

② 双人练习：主要包括各种形式的传球、接球、运球中抢球，双杠端支撑跳下换位追逐、肋木穿越追逐等练习。

（3）组合练习（包括两个动作组合、3个动作组合和多个动作组合的练习）。

① 两个动作组合练习：主要有交叉步→后退跑，后踢腿跑→圆圈跑，侧手翻→前漆翻，转体俯卧→膝触胸，变换跳转髋→交叉步跑，立卧撑→原地高抬腿跑等练习。

② 3个动作组合练习：主要有交步侧跨步→滑步→障碍跑，旋风脚→侧手翻→前滚翻，弹腿→腾空飞脚→鱼跃前滚翻，滑跳→交叉步跑→转身滑步跑等练习。

③ 多个动作组合练习：主要有倒立前滚翻→单肩后滚翻→侧滚→跪跳起，悬

垂摆动→双杠跳下→钻山羊→走平衡木，跨栏→钻栏→跳栏→滚翻，摆腿→后退跑→鱼跃前滚翻→立卧撑等练习。

（4）游戏。发展灵敏素质的游戏具有综合性、趣味性、竞争性的特点，能引起戒毒人员练习的极大兴趣，使人全力以赴地投入活动，既能集中注意力、积极思维、巧妙应对复杂多变的活动场面，又能锻炼提高神经系统的灵活性和反应能力，有效地提高身体素质和运动技能。发展灵敏素质的游戏很多，主要包括各种应答性游戏、追逐性游戏和集体游戏等。

发展灵敏素质的游戏具体方法如下。

① 提高反应判断的游戏练习方法。

A. 按口令做相反的动作。

B. 按有效口令做动作。

C. 原地、行进间或跑步中听口令做动作。例如，喊数抱团成组，加、减、乘、除简单运算得数抱团组合，看谁最快等。

D. 一对一追逐模仿。

E. 一对一互看对方背后号码。

F. 听信号或看手势急跑、急停、转身、变换方向的练习。

G. 听信号的各种姿势起跑。例如，站立式、背向、蹲、坐、俯卧撑等姿势。

H. 跳绳。例如，两人摇绳，从绳下跑过转身，从绳上跳过等。

I. 一对一脚跳动猜拳、手猜拳、打手心手背、摸五官等练习。

J. 各种游戏。例如，叫号追人、追逃游戏、抢占空位、打野鸭、抢断篮球（一方攻、一方守，攻方运球强行通过，守方积极拦截抢夺，夺到球变为攻方运动员）等。

② 发展平衡能力的游戏练习方法。

A. 一对一面向站立，双手直臂相触，虚实结合相互推使对方失去平衡。

B. 一对一弓箭步牵手互换面向站立，虚实结合互推互拉使对方失去平衡。

C. 各种站立平衡，如俯平衡、搬腿平衡、侧平衡等。

D. 头手倒立，如肩肘倒立、手倒立停一定时间。

E. 在肋木上横跳、上下跳练习。

F. 做动作或急跑中听信号完成突停动作。

G. 在平衡木上做一些简单动作。

③ 发展旋转的平衡能力游戏练习方法。

A．用手扶住体操棒，然后松手转身击掌再扶住体操棒使其不倒。

B．向上抛球转体 2 周、3 周再接住球。

C．跳转 360°后前进，保持直线运行。

D．闭目原地连续转 5～8 周，然后闭目沿直线走 10m，再睁眼看自己走的方向是否准确。

E．绕障碍曲线转体跑。

F．原地跳转 180°、360°、720°落地站稳。

④ 发展协调能力的游戏练习方法。

A．一对一背向互挽臂蹲跳进、跳转。

B．模仿动作练习。

C．各种徒手操练习。

D．双人头上拉手向同方向连续转。

E．脚步移动练习。例如，前后、左右、交叉的快速移动，单脚为轴的前后、转体的移动，左右侧滑步、跨跳步的移动。

F．做盘腿练习。

G．跳起体前屈摸脚。

H．选用武术中的"二踢脚""旋风脚"动作。

I．双人跳绳。

J．做不习惯方向的动作。

K．改变动作的连接方式。

L．选用健美操、体育舞蹈中的一些动作。

M．简单动作组合练习，如原地跳转 360°接跳远、前滚翻交叉转体接后滚翻、跪跳起接挺身跳等。

N．双人一手扶对方肩、一手互握对方脚腕，各用单脚左右跳、前后跳、跳转。

（七）拓展训练

在戒毒人员出所前期着重开展以社会类拓展训练为主的戒毒康复训练，旨在改善戒毒人员的人际关系、增强自信心、修炼意志力，为其顺利回归家庭及社会奠定基础[15]。

1. 团结协作类

吸毒者与正常人的不同之处是其本身就存在着心理方面的差异，这部分人心理常常表现出高度敏感，性格脆弱，自私自利，容易冲动，缺乏对他人的信任，对环境的适应能力较差，难维系正常人际交往。通过团结协作类游戏训练，他们能够逐渐走出以自我为中心的世界，学会相互帮助、相互理解、相互信任，从而融入集体，融入正常人的生活。

游戏名称：信任背摔。

游戏目的：建立团队内部的信任感，理解信任和承诺的重要性及力量，增强自信和自我控制能力。

参与人数：10人以上。

游戏道具：高台（160～170cm）、1根约60cm的捆手绳、1块软垫。

游戏流程：

（1）所有学员摘掉有可能造成伤害的硬质物品并仔细检查。

（2）台上学员的背摔动作：平伸两手，掌心向外，两手臂叠加后十指交叉，内旋，两手自然放置胸前，用捆手绳将手捆上，下颌始终保持内收，身体自然挺直，脚跟脚尖并拢。

（3）台下学员的接人动作：高低胖瘦两两搭配，两人面对面站好，同时迈出右脚，两右脚并拢，用膝盖的内侧顶着，成前腿弓、后腿蹬的动作；将双手上下叠加放在对面同伴的右肩上，掌心向上；大拇指始终保持向下压和内收的动作；头始终后仰，用自己的余光去观察台上的学员，随时灵活调整方位；接人队列保持平直。

（4）口令的一致性：台上人背对大家问："准备好了吗？"台下人一齐响亮回答："准备好了！一！二！三！"台上人只有听到"三"的时候，才能自然挺直倒下，绝对不能提前，也不能延迟，否则对己对他人都不利。

（5）充电鼓励：所有学员围着准备上台的学员紧凑地站成一个圆圈，把左手统一放在准备上台学员的肩上，右手放在邻近同伴的右肩上，一齐响亮地喊准备上台学员的姓名给他/她加油助威。每个上台的学员都用接受这种团队鼓励，并且保持充电时"一个都不能少"的原则。

（6）感恩答谢：每个背摔下来的学员都要向接应学员鞠躬致谢。

游戏要求：

（1）提前了解学员的身体情况，有心脏病、脑血管病、高血压及严重腰伤的人不能参加。

（2）合理安排各组学员的位置。

（3）注意控制学员倒下的方向。

（4）学员倒后要抱住，先放脚，后放头。

（5）教员要经常注意自己在台上的安全，并时刻关注学员的表现，不断提醒。

（6）游戏结束后，教员要将所有学员集中在一起进行游戏分享。

素质拓展是以一种体验式的学习，将大部分的课程安排在户外，精心设置一系列新颖、刺激的情境，让学员主动去体会、去解决问题。在参与体验的过程中，让其心理受到挑战、思想得到启发，在特定的环境中去思考、发现、醒悟，对个人、团队重新认识、重新定位，达到启发想象力与创造力，提高克服困难的能力；增强团队意识，培养团队协作能力；提高自我意识，不断完善自我，走向成熟；学会关爱他人，与他人进行有效沟通；激发潜能，增强自信；学会感恩，懂得回报；培养积极参与的人生观，培养独立生活的能力，锻炼适应能力的目的。

素质拓展训练项目如表 5-3-1 所示。

表 5-3-1　素质拓展训练项目

项目	内容	目的	器械
组建团队	将所有学员分成 N 个小组，分别自编队名、口号，选队长，设计队旗，依次进行团队展示（包括队名、口号、队长、团队成员、队旗）	破冰，帮助小组成员迅速融入团队，建立信任，增强团队意识	N 面旗子、彩色马克笔 $3N$ 支
十人九足	每队 10 人，10 人排成一横排，相邻的人把腿系在一起，一起跑向终点（起点与终点的间距为 20m），用时最短的胜出。先进行分组（N 组）练习，再进行正式比赛	加强团队学员之间的配合和信任，锻炼团队合作能力及协调能力	绳子 $9N$ 根、皮尺
无敌风火轮	每个队用提供的材料将报纸围成一个可以行进的履带式的环，要求本组所有学员在规则要求下走完规定的路程，以最快到达终点的组为优胜。所有学员必须在圈内，身体的任何部分不得直接接触地面，如有违规接触地面的组员，第一个警告，第二个活动后罚 10 个抱头蹲起，第三个全组淘汰，取消比赛资格。在行进过程中，若风火轮断裂，则必须在原地修复，在裁判许可后才可以继续行进	培养团队成员的密切合作、克服困难的团队精神，培养计划、组织、协调能力，增强团队间的相互信任和理解	报纸 $20N$ 张以上、胶带 N 卷

续表

项目	内容	目的	器械
齐眉棍	每组 10 人，参与者站成两列，且两列面对面，每个人将双手举起，与额头齐平，每个手只伸出一个食指，在两列之间放上细直棍，所有参与者用食指在下面托起直棍，然后缓慢下降，最终将直棍放在地上；期间，所有人的食指不能与直棍脱离，必须时刻紧贴直棍，否则游戏失败，需要重新开始	培养学员协作意识，增强彼此之间的配合	N 根 3m 长的木棍
珠行千里	所有人围成一个圆圈，每人口叼着纸杯，不能用手，然后让球在纸杯中滚动传递，在球不掉落的情况下传递 5 圈则为成功，失败者表演节目	增强学员间有效的配合、衔接及自我控制能力	纸杯（每人 1 个）、乒乓球 N 个

注：每个活动结束后，组织学员进行分享，每个项目分享时间控制在 10min 以内。

2. 交流沟通类

沟通是人与人之间、人与群体之间思想和感情传递与反馈的过程，以求思想达成一致和感情的通畅。吸毒人员由于长期吸食毒品，脾气往往比较暴躁，多疑且敏感，不愿与亲近的人沟通交流，悲观失落，自闭心理严重。通过交流沟通类游戏的训练，戒毒者能够了解沟通的重要性，掌握与人沟通的基本技巧，从而学会如何处理人际关系，重塑自信。

游戏名称：盲人摸号。

游戏目的：学习周密计划，培养应变能力，突破固有的思维模式。

参与人数：每组以 12～16 人为宜。

游戏道具：摄像机、眼罩及小贴纸。

游戏流程：

（1）把学员分成若干组，让每位学员戴上眼罩。

（2）给学员每人一个号，但这个号只有本人知道。

（3）让小组根据每人的号数，按从小到大的顺序排列出一条直线。

（4）全过程不能说话，只要有人说话或脱下眼罩，游戏结束。

（5）全过程录像，并在点评之前放给学员看。

游戏分享：

（1）你是用什么方法来通知小组你的位置和号数的？

（2）在沟通中遇到了什么问题？你是怎么解决这些问题的？

第四节　强制隔离戒毒人员回归指导期注意事项

有研究发现，吸毒者在完成脱毒回归社会后，社会偏见对他们有着很大的影响，他们找不到工作、交不到朋友，整天空虚度日，最后重新与毒友交往，禁不住诱惑而走上复吸的道路。

吸毒是社会不良的生活方式比较极端的一种表现。吸毒会导致吸毒者破产、家庭破裂、失业、身体受损害等，最终失去小康生活。因此对吸毒现象进行社会防治，对回归社会的戒毒者进行接茬帮教使之最终回归社会，这是我们在建设小康社会过程中必须引以重视的新问题。对吸毒者矫治工作的实践使我们感到：要治理吸毒这种社会现象，不仅要做好对吸毒行为的社会防治工作，而且要做好吸毒者回归社会的有关工作。这是矫治吸毒这一社会现象综合治理工作不可缺少的一个环节。笔者认为，对吸毒者的吸毒行为的矫治过程，实际上就是吸毒者个体的再社会化过程，即政府运用社会各方面的力量，对吸毒这种偏离社会规范的越轨行为采取限制措施，进行社会控制，以改变吸毒者的观念体系和价值取向，并导致其原有的价值观念和行为方式的改变，逐渐接受社会规定的符合大多数人利益的生活方式和行为方式，从而得到社会的认可，回归社会[16]。

矫治工作的实践表明，一个完整的戒毒过程包括生理脱毒、心理脱毒和辅导巩固3个阶段。从社会控制的角度来思考，把吸毒者送入戒毒场所进行强制戒毒主要解决的是生理脱毒，即通过戒毒措施强制将吸毒者与社会隔绝，切断吸毒人员之间的联系，卡断毒源。同时通过对吸毒者施以必要的药物治疗，来达到生理脱毒的目的。但是，必须十分清醒地认识到：吸毒者在生理上脱毒相对是比较容易的，而吸毒者的心理脱毒即在心理上摆脱对毒品的依赖则需要一段较长的时间。根据我国有关法律、法规的规定，矫治期满的戒毒者最终还将回归社会。因此，心理脱毒和辅导巩固才是检验戒毒质量、考验戒毒者的关键。戒毒者回归社会后开展的有关治疗、教育、巩固工作是整个戒毒工作的一个重要部分，理应纳入整个社会的综合治理工作，成为矫治工作关注的重点。对戒毒矫治期满的回归者来讲，现实的社会生活境遇会与原来强制戒毒的矫治环境有很大的差异。因此，每个回归社会的戒毒者都会存有一段生活上的适应期即辅导巩固阶段。要使戒毒者能顺利度过这个适应期，政府必须对这些回归者给予各方面的社会保护。通过心理脱毒和辅导巩固，一个完整的戒毒过程得以完成。否则，回归社会的戒毒者极有可能毒瘾复发，因复吸而重新戒毒。因此，从对吸毒者的吸毒行为进行社会矫治的角度考虑，政府为戒毒者回归社会提供的社会保护的内涵必须是多方面的。它既要包括对戒毒者的接纳和安置，使其顺利地回归社会；又要包括对戒毒者的接茬教育，防止其重新复吸；更要包括为戒毒者升学、求职创造条件，使之最终能在社会中生存[17]。

接纳和安置是吸毒失足者回归社会所面临的第一个问题。家庭是人心灵的港湾，一般来讲，吸毒者对家庭还是有很大的依赖和寄托的。但吸毒者在以往吸毒的过程中对家庭造成了很大的伤害，其失足行为客观上对家庭带来了很多麻烦，同时也改变了家庭对其的态度和其在家庭中的地位，加之矫治期间家庭的情况可能会出现一些变化，很容易产生一些问题，使吸毒者感到家庭对自身回归的冷落。如果双亲和监护人发生一些变故，则接纳和安置更成问题。

接茬教育是吸毒失足者回归社会所面临的第二个问题。在我国，对吸毒者吸毒行为的矫治是在封闭的场所中进行的，这就使吸毒者所处的环境比较单纯和简单，而且戒毒场所又有相关的工作人员进行指导，因此戒毒相对比较容易。吸毒者一旦回归社会则会面临复杂的社会环境。一般来讲，吸毒失足者在回归社会的过程中碰到的问题往往会比正常的人多得多。这里，既有自身正当的权益受到不应有的侵害，也有在现实生活环境中受到的冷遇和歧视，更有昔日"旧友"对其的引诱和拉拢，加上发达的商品经济和经济生活带来新的诱惑。错综复杂的社会生活往往会使他们不知所措，思想出现反复[18]，这就更需要得到社会有关教育部门的关心，更需要有相关的工作人员进行帮助与指导。

升学和就业是吸毒失足者回归社会所面临的第三个问题。在一般情况下，前者指的是年龄较小的吸毒回归者，这就要求社会有关教育部门要积极地给他们创造条件，让他们及早进入普通学校或职业技术学校学习，通过学习提高自身的素养、掌握一定的劳动技能，以期适应社会，最终回归社会。后者指的是年龄较大的吸毒回归者，面对现实的生活和生存，需要有一份适合的工作做保障。因此，社会有关部门应该从维护社会稳定的角度出发，制定相关的政策给回归者以谋求正当职业的机会，使他们能够通过自己的劳动来自食其力地开始自己的新生活。

参 考 文 献

[1] 赵路淋. 戒毒人员回归社会复吸预防体系构建研究——基于社会工作视角[J]. 社会科学动态, 2022 (10): 34-38.

[2] 倪郡泽, 张倩, 贾丁, 等. 社区戒毒社区康复背景下心理矫治体系的构建[J]. 广州市公安管理干部学院学报, 2022, 32 (3): 46-50, 49.

[3] 阮占江, 李凌云, 邓亚婷. 两百余名未成年戒毒人员重启新生活[N]. 法治日报, 2022-06-24 (8).

[4] 滕明君, 林娟. 空间重塑: 强制隔离戒毒到社区康复无缝衔接制度的形式重构[J]. 中国监狱学刊, 2022, 37 (1): 124-128.

[5] 贝甫超. 强制隔离戒毒裁量权异化及其归正[D]. 汕头: 汕头大学, 2021.

[6] 张沛伦. 提升上海市强制隔离戒毒效果的对策研究[D]. 上海: 华东政法大学, 2021.

[7] 李建平, 张治华, 张峪清, 等. 影响强戒人员戒毒效果的心理社会因素研究[J]. 中国司法鉴定, 2020 (4): 50-54.

[8] 余青云, 达世君, 余功才. 动机强化疗法对强制隔离戒毒人员戒毒动机的影响及效果[J]. 中国药物滥用防治杂志, 2017, 23 (1): 25-29.

[9] 王文甫, 徐增毅, 高诚忠, 等. 自愿戒毒者亲人社会、心理因素调查分析[J]. 中国药物滥用防治杂志, 2000 (6): 29-31.

[10] 赵先桃, 许亚丽, 王纯泽. 十禽戏联合力量训练对强制隔离戒毒男性体成分和身体素质的影响[C]//中国体育科学学会武术与民族传统体育分会. 2021年全国武术教育与健康大会暨民族传统体育进校园研讨会论文摘要汇编 (一). 开封: 河南大学体育学院, 2021: 9.

[11] 尚永恒. 程序递增辅助训练法应用于力量耐力素质训练的研究[C]//中国体育科学学会. 第十二届全国体育科学大会论文摘要汇编. 德阳: 四川工业科技学院, 2022: 361-362.

[12] 赵安娜. 加入灵敏素质训练对提高速度素质的影响研究[C]//中国生理学会. 2019中国生理学会学术年会暨张锡钧基金第十五届全国青年优秀生理学学术论文交流会及第十三届全国青年生理学工作者学术会议论文摘要. 杭州: 杭州师范大学, 2019: 492-494.

[13] 柳晓阳, 赵伟. 谈运动员柔韧素质的训练[J]. 天中学刊 (驻马店师专学报), 1996 (S1): 128-130.

[14] 黄俊泉, 陈文煌, 刘宇致, 等. SAQ训练对青少年灵敏素质能力影响的meta分析[C]//中国体育科学学会体能训练分会. 第二届中国青少年体能高峰论坛专题报告论文集. 广州: 广州体育学院研究生院, 广州体育学院田径教研室, 2022: 91-92.

[15] 余德刚. 我国戒毒人员思想教育矫治研究[D]. 成都: 西南财经大学, 2019.

[16] 杨燕, 章忠, 邹兰贵, 等. 阶段改变团体辅导对强制隔离戒毒人员的作用研究[J]. 中国药物滥用防治杂志, 2019, 25 (4): 219-222.

[17] 何亭苇. 福利多元主义视角下我国社区戒毒制度反思[D]. 北京: 中国人民公安大学, 2019.

[18] 贾真理. 戒毒场所科学戒毒建设研究——以浙江省某强制隔离戒毒所为例[J]. 犯罪与改造研究, 2018 (12): 11-19.

第六章 运动教育

运动教育是指以身体活动为手段的教育，就是把身体活动与问题解决有机结合，培养动作技能的一种教育模式。戒毒人员通过运动教育可以降低对毒品的渴求度，可以提高自身的体能，改变身体形态，为回归社会打下坚实的基础。

第一节 运动对戒除毒瘾及神经系统的影响

针对大脑生理结构的实验研究发现，体育运动与毒品使用均能诱导大脑结构与功能的变化。体育运动可以强化大脑功能，而吸毒则会弱化记忆与认知控制系统。也就是说，体育运动与吸毒会对大脑记忆和认知控制系统产生正反功效。吸毒者长期吸食毒品，其自我控制、判断、决策、记忆和行为方式都会受到消极影响，毒品对身心的强化效应增强，自身的毒品摄入需求量增加，成瘾特征显现；体育运动可提升与优化大脑认知控制功能，增强人们抵御毒品诱惑的能力，从而使吸毒者少吸或者戒断毒品。因此，吸毒者通过加强体育锻炼，可以改善因吸毒而耗弱的大脑记忆和认知控制系统。

神经适能体现中枢神经系统是否完善。毒品对心血管系统产生抑制，迷走神经发生病变。有氧运动对垂体产生刺激作用，分泌内啡肽，产生生理性的镇静效果，可以恢复基本神经系统功能、改善对毒品的依赖。抗阻运动利用肌肉的爆发力，提升周围神经系统功能。长时间练习太极拳对人体的神经系统具有好处，可以提高平衡能力，缓解因为吸毒产生的躯体化、强迫症、恐怖症等神经麻痹症状，并且可以降低复吸率、延长戒断时间。还有研究发现：瑜伽可以调节呼吸节律并使血管扩张、外周阻力减小。通过调节下丘脑－垂体－肾上腺轴和交感神经系统，改善柔韧性，提高肌肉力量和耐力，提高维持平衡的能力，增强关节活动度，本体感觉能力得到改善。通过敏捷梯对神经功能进行训练，可以有效改善戒毒人员神经功能的损伤，提高大脑的抑制能力，对大脑功能损伤进行改善，对戒毒人员的影响效果较为显著。拉伸运动还可以唤醒海马神经，在戒毒人员运动的过程中增强机体应对压力的能力、降低不良精神状态程度[1]。

大量证据显示：经常参与体育运动的未成年人吸食毒品的可能性较小，并且他们在青少年期或成年期也不会吸食或者滥用毒品。因此，在预防和戒除毒瘾方面，体育运动是一剂良药。运动作为一种替代的非药物途径，与药物竞争，具有降低多巴胺使用的可能性。脱毒和防止复吸的目的就是通过外源性干预使多巴胺回落至正常水平。积极的运动介入后，多巴胺在一定程度上被抑制，由多巴胺参与脑内奖赏和强化的犒赏通路（从中脑被盖区投射到前额皮质，由经前额皮质－伏膈核核部谷氨酸通路激活伏隔核，强化寻药行为）未被有效激活，多巴胺及其受体的可利用率也明显下降。因此，毒品依赖者体验药物快感的能力在一定程度上被抑制，由此实现复吸行为的发生间隔延长、复吸频次下降。此外，运动锻炼可以在一定程度上加速多巴胺的分解，并在此后的一段时间内抑制其水平含量，进而达到抵抗复吸的效果。

第二节 运动对戒毒人员身心健康的影响

运动对戒毒人员身心健康的核心作用是提供综合性康复手段，通过提升身体素质（如心肺功能、肌肉力量）改善整体健康，并调节情绪、缓解压力，释放有益神经递质（如内啡肽、多巴胺），进而减少复吸风险，促进心理康复。这种全面性的方法不仅关注身体健康，也重视心理健康，帮助戒毒人员更好地应对挑战，恢复健康生活方式。

一、运动干预对强制隔离戒毒人员心肺功能的影响

吸食毒品首先会损害人体器官，造成体质下降。其中，鼻吸方式会直接损伤呼吸道黏膜，进而损害呼吸系统，也可能损害心肺机能。研究显示：运动可提高吸毒人员的肺活量，同时也能使其肌肉系统的协调性和大脑皮质的功能状态有明显改善，改善并提高其运动能力。运动可改善心肺功能，提高心肌收缩力，增强心脏的射血功能，从而改善强制隔离戒毒人员的心脏功能。运动可促进胆固醇的代谢与分解，同时还能提高体内脂蛋白酶的活性，加速低密度脂蛋白的分解，降低血脂总量[2]，升高高密度脂蛋白，从而有效预防冠心病等疾病的发生。许多研究显示：运动可以替代毒品产生积极的情绪，参与运动者的情绪得到调节，体验

到愉悦，因毒品产生的沮丧症状和失眠等干扰会因此而降低。其机制为体育运动提高了去甲肾上腺素和内啡肽水平，从而能够缓解压力、改善情绪。

毒品对肌肉及骨骼稳定性的损害和冲击较大，从而降低肌肉力量。运动干预能够动员身体各部分的肌肉和骨骼，使机体呼吸、神经、内分泌等系统受到刺激，有利于发挥和提高各器官系统的机能。

二、运动干预对强制隔离戒毒人员心理健康的影响

尽管我国的早期脱毒率已经接近 100%，但是复吸率仍居高不下。复吸是戒毒康复的难点之一，而心理的成瘾是戒毒人员产生复吸行为的重要原因之一。运动能提高参与者的心理健康，在运动中个人主观目标的获得（克服运动中的困难等）可以促进不良情绪的缓解。运动锻炼可以有效改善强制隔离戒毒人员的心理健康状况和生命质量。其潜在解释机制之一为运动锻炼改善了由于吸食毒品引起的中脑多巴胺能病理性退变，强制隔离戒毒人员负面情绪得以改善，而良好的情绪有助于提高心理健康水平和生命质量。基于运动训练学原理和运动效果常规评估原则，运动的内容、强度、时长（总量）是影响运动干预效果的主要因素。身心运动是一种注重身体、大脑、精神和行为相互作用的运动方式，其主要特征是动作缓慢、全身舒展放松、讲究呼吸技巧、注意力集中，主要形式包括太极拳、气功、瑜伽等。抗阻练习和中等强度的有氧运动干预激活免疫应激和提高多巴胺水平，能够改善戒毒人员心理状况，降低焦虑和抑郁水平。沙盘游戏能够积极地促进情绪调节、完善人格、降低焦虑和抑郁水平、改善人际关系，有效降低戒毒人员对毒品的心理渴求度。还能够通过沙盘联系家庭获得自信心的发展与自我治愈能力的发挥，唤醒戒毒人员对未来的规划及渴望、对理想的追求，提升戒毒的动机。运动项目太极拳、健身气功、正念训练可以提升戒毒人员的自信心、沟通交流能力及心理素质[3]。

有氧运动可以促进戒毒人员心理健康水平的改善和提高，其在改善强迫状态、抑郁和焦虑等心理问题中效果明显。有氧运动和力量训练配合练习也可以有效降低抑郁和焦虑水平。例如，广播音乐练习、团体健美操等团体游戏配合社会支持的心理疏导可以使戒毒人员的步速、垂直跳动等单项指标提升，并降低偏执、强迫和抑郁、焦虑的水平，有效改善心理健康状态。

参 考 文 献

[1] 朱志成，王倍乐，李梦，等．基于 Web of science 数据库近 10 年运动戒毒研究热点与前沿演化分析[C]//中国体育科学学会．第十二届全国体育科学大会论文摘要汇编．成都：成都体育学院，2022：34-35．

[2] 许景波，田晓玉，陈钊鑫，等．功率自行车有氧运动对戒毒人员心肺功能的影响[C]//中国体育科学学会．第十一届全国体育科学大会论文摘要汇编．海口：海南师范大学，海南省琼山强制隔离戒毒所，2019：8075-8077．

[3] 鲁春霞，东伟新，郑澜，等．有氧联合抗阻运动对 ATS 类药物依赖强制隔离戒毒者心理健康及炎性因子的影响[J]．中国药物依赖性杂志，2021，30（4）：269-275．

附　录

附录一　戒毒人员体能测试标准

男性戒毒人员体能测试标准、女性戒毒人员体能测试标准分别如附表 1-1、附表 1-2 所示。

附表 1-1　男性戒毒人员体能测试标准

年龄	等次	身体形态测试	身体机能测试		身体素质测试					
		体重指数/(kg/m²)	肺活量/mL	台阶指数/个	握力/kg	反应时/s	俯卧撑/(个/min)	坐位体前屈/cm	纵跳/cm	闭眼单脚站立/s
25岁以下	良好	18.5~23	>4634	>67.6	>56.3	<0.39	>40	>20.1	>45.8	>98
	合格	<18.5或23~25	3465~4634	52.1~67.6	43.6~56.3	0.49~0.39	20~40	9.0~20.1	45.8~19.9	18~98
	不合格	>25	<3465	<52.1	<43.6	>0.49	<20	<9.0	<19.9	<18
25~29岁	良好	18.5~23	>4624	>68.1	>57.6	<0.39	>35	>19.7	>43.6	>85
	合格	<18.5或23~25	3460~4624	52.0~68.1	44.9~57.6	0.51~0.39	18~35	7.9~19.7	43.6~19.6	15~85
	不合格	>25	<3460	<52.0	<44.9	>0.51	<18	<7.9	<19.6	<15
30~34岁	良好	18.5~23	>4544	>68.1	>57.6	<0.39	>30	>18.3	>41.1	>74
	合格	<18.5或23~25	3345~4544	52.3~68.1	45.0~57.6	0.52~0.41	16~30	6.5~18.3	41.1~18.4	13~74
	不合格	>25	<3345	<52.3	<45.0	>0.52	<16	<6.5	<18.4	<13

续表

年龄	等次	身体形态测试	身体机能测试				身体素质测试			
		体重指数/(kg/m)	肺活量/mL	台阶指数/个	握力/kg	反应时/s	俯卧撑/(个/min)	坐位体前屈/cm	纵跳/cm	闭眼单脚站立/s
35~39岁	良好	18.5~23	>4349	>68.1	>57.7	<0.41	>27	>17.1	>39.5	>69
	合格	<18.5或23~25	3210~4349	52.3~68.1	44.5~57.7	0.54~0.41	12~27	5.0~17.1	39.5~17.8	12~69
	不合格	>25	<3210	<52.3	<44.5	>0.54	<19	<5	<17.8	<12
40~44岁	良好	18.5~23	>4223	>70.2	>56.7	<0.43	不测	>16.2	不测	>54
	合格	<18.5或23~25	3085~4223	53.6~70.2	43.5~56.7	0.59~0.43		4.0~16.2		10~54
	不合格	>25	<3085	<53.6	<43.5	>0.59		<4.0		<10
45~49岁	良好	18.5~23	>4099	>70.2	>55.4	<0.43		>15.9		>48
	合格	<18.5或23~25	2965~4099	53.6~70.2	42.5~55.4	0.60~0.43		3.3~15.9		9~48
	不合格	>25	<2965	<53.6	<42.5	>0.60		<3.3		<9
50岁以上	良好	18.5~23	>3914	>69.7	>53.2	<0.44		>14.8		>39
	合格	<18.5或23~25	2780~3914	53.6~69.7	40.4~53.2	0.61~0.44		2.2~14.8		8~39
	不合格	>25	<2780	<53.6	<40.4	>0.61		<2.2		<8

附表 1-2　女性戒毒人员体能测试标准

年龄	等次	身体形态测试	身体机能测试				身体素质测试			
		体重指数/(kg/m)	肺活量/mL	台阶指数/个	握力/kg	反应时/s	仰卧起坐/(个/min)	坐位体前屈/cm	纵跳/cm	闭眼单脚站立/s
25岁以下	良好	18.5~23	>3259	>67.1	>35.0	<0.40	>36	>20.2	>30.3	>90
	合格	<18.5或23~25	2355~3259	52.3~67.1	25.8~35.0	0.52~0.40	16~36	9.5~20.2	30.3~12.7	16~90
	不合格	>25	<2355	<52.3	<25.8	>0.52	<16	<9.5	<12.7	<16

续表

年龄	等次	身体形态测试	身体机能测试		身体素质测试					
		体重指数/(kg/m)	肺活量/mL	台阶指数/个	握力/kg	反应时/s	仰卧起坐/(个/min)	坐位体前屈/cm	纵跳/cm	闭眼单脚站立/s
25~29岁	良好	18.5~23	>3244	>68.6	>35.3	<0.42	>30	>19.7	>28.5	>84
	合格	<18.5或23~25	2365~3244	53.3~68.6	26.2~35.3	0.55~0.42	12~30	8.3~19.7	28.5~12.4	15~84
	不合格	>25	<2365	<53.3	<26.2	>0.55	<12	<8.3	<12.4	<14
30~34岁	良好	18.5~23	>3242	>69.1	>36.1	<0.43	>28	>19.2	>27.7	>72
	合格	<18.5或23~25	2340~3242	53.8~69.1	27.0~36.1	0.57~0.43	11~28	8.0~19.2	27.7~12.0	13~72
	不合格	>25	<2340	<53.8	<27.0	>0.57	<11	<8.0	<12.0	<13
35~39岁	良好	18.5~23	>3159	>69.7	>36.4	<0.44	>23	>17.1	>26.1	>62
	合格	<18.5或23~25	2250~3159	53.9~69.7	27.1~36.4	0.58~0.44	7~23	5.0~17.1	26.1~11.5	10~62
	不合格	>25	<2250	<53.9	<27.1	>0.58	<7	<5	<11.5	<10
40~44岁	良好	18.5~23	>3074	>71.3	>36.5	<0.44	不测	>17.9	不测	>45
	合格	<18.5或23~25	2150~3074	54.9~71.3	27.0~36.5	0.61~0.44		6.6~17.9		8~45
	不合格	>25	<2150	<54.9	<27.0	>0.61		<6.6		<8
45~49岁	良好	18.5~23	>2979	>71.3	>35.7	<0.45		>17.9		>39
	合格	<18.5或23~25	2050~2979	54.5~71.3	26.1~35.7	0.64~0.45		6.2~17.9		7~39
	不合格	>25	<2050	<54.5	<26.1	>0.64		<6.2		<7
50岁以上	良好	18.5~23	>2899	>71.3	>34.2	<0.46		>17.9		>33
	合格	<18.5或23~25	1978~2899	54.2~71.3	24.9~34.2	0.66~0.46		6.0~17.9		6~33
	不合格	>25	<1978	<54.2	<24.9	>0.66		<6.0		<6

附录二　生理指标评分表

生理指标评分表如附表 2-1 所示。

附表 2-1　生理指标评分表

项目	结果	分值
BMI	18.5～24	2
	＜18.5 或 25～30	1
	＞30	0.5
血压/mmHg	90～139/60～89	2
	140～159/90～99	1
	≥160/100	0.5
心率/（次/分）	60～100	2
	50～59 或 101～109	1
	≤50 或 ≥110	0.5
肺活量/mL	≥3500（男）≥2500（女）	2
	2500～3500（男）2000～2500（女）	1
	＜2500（男）＜2000（女）	0.5
得分（取 4 项平均值）		

附录三　精神症状评定量表

精神症状评定量表如附表 3-1 所示。

附表 3-1　精神症状评定量表

项目	结果
妄想	□无　□轻　□中　□重
幻觉	□无　□轻　□中　□重
精神运动性障碍	□无　□轻　□中　□重
失眠、焦虑	□无　□轻　□中　□重
情绪问题	□无　□轻　□中　□重

0 分——无症状。

1 分——轻度，询问可知，症状轻微。

2 分——中度，主动诉说，但能忍受。

3 分——重度，不能忍受。

评分标准：0～5 分，得 1 分；6～10 分，得 0.5 分；11～15 分，得 0 分。

附录四　成瘾严重程度指数量表

一、躯体健康情况

M1 您曾因为健康问题住过多少次院？（如回答 0 次，跳至 M3）

指至少要在医院过夜的住院治疗，包括因为吸毒过量而住院。不包括情绪问题或心理方面的疾病，也不包括戒毒和戒酒治疗。

M2 您上次住院是在多久之前？

M3 您有慢性病吗？

慢性病是指需要持续治疗的疾病，如需要持续地服药、限定饮食等，从而影响了正常生活与工作。

0. 没有　1. 有

M3.1 如果有请写出是什么疾病。

M4 您是否因为健康问题而定期地服用医生给您开的药？

不包括非医务人员推荐的中药或其他配方，只包括医生因为躯体疾病而开的药物，不包括精神科药物；只要医生开了处方，不管患者目前是否服用，目的是确定患者具有慢性病。

0. 不是　1. 是

M4.1 如果有请写下是何种药物（美沙酮除外）。

M5 在最近 30 天里，您有多少天感觉身体不舒服？

包括头痛、感冒、发烧、牙痛、腹痛等，包括一些与使用酒精/毒品有关的疾病，即使患者戒除了这些药物，问题仍然存在（如肝硬化、HIV、丙肝、乙肝、注射毒品引起的脓肿等）；不包括戒断症状。

M6 在最近 30 天里，因为身体不舒服给您的生活、工作、情绪等带来多大的影响？

0. 一点也没有　1. 有一点　2. 中等程度　3. 比较严重　4. 非常严重

M7 您认为有多需要因为这些身体不舒服/躯体疾病而接受其他的治疗？

指除 MMT（Manual Muscle Test，徒手肌力测定）外，对其他药物治疗的需要程度。

0．一点也不需要　1．有点需要　2．比较需要　3．非常需要　4．极其需要

二、就业/支持情况

E1 您有没有专长、手艺或技能？

0．没有　1．有

E2 您出门的时候有没有交通工具（如自行车、电单车、摩托车、私家车、公共汽车等）可以使用？

0．没有　1．有

E3 您出门时乘坐各种交通工具是否方便？

0．不方便　1．方便

E4 您最长的一份固定工作做了多久？

E5 有人在生活上经常帮助您吗？

从家庭成员、朋友或他人那里得到现金、食物、住处等，但不包括从机构得到的帮助。

0．没有（跳至 E7）　1．有（回答 E6）

E6 这些帮助是您生活的主要来源吗？

0．不是　1．是

E7．在最近的 3 年里您最主要的工作方式是什么？

是指过去 3 年中主要的工作方式，而不是仅指最近的情况。如果时间一样，选择最近的工作状态。

单项选择，填写最常从事的类型：

1．全职（35 小时/周以上，自己做生意属于全职）

2．非全职（但工作时间固定）

3．非全职（工作时间不固定）

E8 最近 30 天里您有无做事或工作？

0．没有　1．有

E9 最近 30 天里您有多少天是有收入的？

包括获得合法收入及非法收入的天数，如果靠领取最低生活保障金/靠自己的积蓄/靠出租房屋生活，则填 30 天均有收入。

E10 最近 30 天里您的家人、朋友或同事共资助您多少钱？

E11 最近 30 天里您的正当收入有多少？

E12 最近 30 天里您的非正当收入有多少？

E13 有多少人是依赖您而生活的？

指为他人（如孩子、妻子、父母等，但不包括那些可以自立者）提供现金、食物、住处等。

E14 最近 30 天里有多少天您在工作方面遇到了问题？

包括正在主动找却找不到工作、对现有工作不满意，或者有失去工作的危险等。

E15 最近 30 天里您认为工作方面的问题有多大？

0．没有问题　1．有点问题　2．中等程度　3．比较严重　4．非常严重

E16 您认为自己有多需要接受职业技能培训或工作方面的辅导与咨询？

0．一点也不需要　1．有点需要　2．比较需要　3．非常需要　4．极其需要

三、药物滥用情况

药物滥用情况统计如附表 4-1 所示。

附表 4-1　药物滥用情况统计

药物	最近 30 天里	药物滥用年限	使用方式
D1 海洛因			
D2 美沙酮（不包括 MMT 门诊使用）			
D3 其他阿片类物质			
D4 巴比妥类			
D5 镇静/催眠镇痛/止泻药物			
D6 可卡因			
D7 安非他明类兴奋剂			
D8 大麻			
D9 致幻剂			
D10 其他			
D11 每天使用两种或两种以上上述物质			

注：使用方式包括口服、鼻吸、烟吸、非静脉注射、静脉注射。

D12 根据访谈，其主要使用的是哪种物质？

D13 您总共戒过多少次毒？

分别询问强制戒毒、劳教戒毒及自愿戒毒的次数，并相加得到总共的戒毒次数。

D14 您最近一次戒毒维持了多长时间？

询问患者参加维持治疗之前最近一次戒毒的持续时间。

D15 最近 30 天里您有多少天是在接受戒毒治疗？

戒毒治疗包括美沙酮维持治疗、自愿戒毒、强制戒毒、劳教戒毒等。

D16 最近 30 天里您花了多少钱用于吸毒？

D17 最近 30 天里您有多少天有过戒断症状，或者对毒品有渴求感，或者过量中毒？

D18 最近 30 天您认为吸毒给您的生活、工作、情绪等带来多大的影响？

0．一点也没有　　1．有一点　　2．中等程度　　3．比较严重　　4．非常严重

D19 您认为自己有多需要接受戒毒治疗？

0．一点也不需要　1．有点需要　2．比较需要　3．非常需要　4．极其需要

四、酒精成瘾情况

A1 最近 30 天里您有多少天喝酒了？

A2 接受 MMT 治疗前您有多少年喝酒？

A3 最近 30 天里您有过多少天喝酒过量？

过量指需要一些人帮助才能恢复，而不是睡过去。

A4 接受 MMT 治疗前有过多少次喝酒过量？

A5 您有多少次对酗酒进行过治疗？

A6 最近 30 天里您有多少天有饮酒问题？

包括对酒的渴求、戒断症状等。

A7 最近 30 天里您喝酒花了多少钱？

只包括实际所花的钱。

A8 最近 30 天里因为饮酒问题给您的生活、工作、情绪等带来多大的负面影响？

0．没有　　　　1．有一点　　2．中等程度　　3．比较严重　　4．非常严重

A9 您认为自己有多需要接受戒酒治疗？

0．一点也不需要　1．有点需要　2．比较需要　3．非常需要　4．极其需要

五、违法犯罪情况

L1 您接受 MMT 前被监禁的时间：

如果从未被捕过，填写"0"。

L2 最近 3 个月内，您各有多少次下列行为？

L2.1 盗窃 □次

L2.2 诈骗 □次

L2.3 抢劫 □次

L2.4 贩毒 □次

L2.5 其他 □次

L3 最近 30 天里您有多少天被拘留？

L4 最近 30 天里您有多少天因为钱而从事过违法或犯罪活动？

L5 您觉得您自己的违法问题有多严重？

0．没有问题 1．有一点 2．中等程度 3．比较严重 4．非常严重

L6 和您有血缘关系的亲属中曾经有人有酗酒、吸毒或精神问题吗？若有，请在附表 4-2、附表 4-3 内勾选。

0．没有 1．有 2．不知道/不确定

附表 4-2 母系亲属醉酒、吸毒及精神问题情况统计

母系亲属	酗酒	吸毒	精神问题
外婆	□	□	□
外公	□	□	□
母亲	□	□	□
姨	□	□	□
舅舅	□	□	□

附表 4-3 父系亲属醉酒、吸毒及精神问题情况统计

父系亲属	酗酒	吸毒	精神问题
奶奶	□	□	□
爷爷	□	□	□
父亲	□	□	□
姑姑	□	□	□
叔叔	□	□	□
兄/弟包括表兄弟	□	□	□
姐/妹包括表姐妹	□	□	□

六、家庭/社会关系情况

F1 婚姻状况。

1．未婚且单身　2．已婚或同居　3．分居　4．离异或丧偶

F2 您对目前的婚姻状况是否感到满意?

0．满意　1．无所谓　2．不满意

F3 最近 3 年里您常和谁住在一起?

选择最能代表您最近 3 年的安排。如果这些居住情况在时间上差不多，则选择最近的居住情况。

1．和男朋友（丈夫）/女朋友（妻子）

2．和男朋友（丈夫）/女朋友（妻子）和孩子

3．和父/母、男朋友（丈夫）/女朋友（妻子）

4．和父/母、男朋友（丈夫）/女朋友（妻子）、孩子

5．和父/母、孩子

6．只是自己和孩子

7．和父/母

8．和朋友

9．和亲戚

10．自己住

11．和谁生活在一起不固定

12．在强戒所/劳教所/妇教所/监狱

F4 您是否满意这种居住状况?

0．不满意　1．无所谓　2．满意

F5 和您在一起居住的人是否有以下问题?

F5.1 酗酒。

0．没有　1．有

F5.2 吸毒（或者滥用处方药物）。

0．没有　1．有

F6 最近 30 天里您空闲时大多和谁在一起?

1．家人　2．吸毒的朋友　3．不吸毒的朋友　4．自己

F7 您家人/朋友/邻居/同事是否知道您吸毒/酗酒？

0. 不知道　1. 知道

F8 最近30天里您和下面这些人有没有因为吸毒/酗酒发生过严重的冲突？

严重冲突是指发生了损害到双方关系的事件，如严重的口角、吵架等。

F8.1 母亲	0. 没有　1. 有
F8.2 父亲	0. 没有　1. 有
F8.3 兄弟姐妹	0. 没有　1. 有
F8.4 男朋友（丈夫）/女朋友（妻子）	0. 没有　1. 有
F8.5 子女	0. 没有　1. 有
F8.6 亲戚	0. 没有　1. 有
F8.7 朋友	0. 没有　1. 有
F8.8 邻居	0. 没有　1. 有
F8.9 同事/工友	0. 没有　1. 有

F9 在最近30天里有多少天您因为吸毒/饮酒和其他人有过严重的冲突？

F10 在最近30天里家庭问题给您造成的烦恼程度有多大？

例如上面提到的与家人发生冲突。

0. 没有　　1. 有一点　　2. 中等程度　　3. 比较烦恼　　4. 极其烦恼

F11 在最近30天里社会问题对您造成的影响有多大？

社会问题是指社会关系失调、影响社会大部分成员的共同生活、破坏社会正常活动、妨碍社会协调发展的社会现象，如劳动就业问题、青少年犯罪问题、老龄问题和生态环境问题等。

0. 没有　　1. 有一点　　2. 中等程度　　3. 比较影响　　4. 极其影响

F12 您认为对家庭问题进行咨询/处理对您有多重要？

0. 没有　　1. 有一点　　2. 中等程度　　3. 比较重要　　4. 极其重要

F13 您认为对社会问题进行咨询/处理对您有多重要？

0. 没有　　1. 有一点　　2. 中等程度　　3. 比较重要　　4. 极其重要

七、精神状况

P1 您曾有多少次因心理问题或情绪问题而住院治疗？

P2 您曾有多少次因心理问题或情绪问题而去看精神科或心理门诊？

P3 最近 30 天里您曾有多少次因心理问题或情绪问题而住院治疗？

P4 最近 30 天里您曾有多少次因心理问题或情绪问题而去看精神科或心理门诊？

不包括药物滥用、就业、家庭咨询，一次因心理问题或情绪问题而去看精神科或心理门诊即是一次治疗。一次治疗指一系列看医生或治疗的行为，而不是指治疗或看医生的天数。

最近 30 天里您是否经历过以下情况？

P5 严重抑郁。

表现为高兴不起来、无愉快感、精力下降、易疲劳，对工作和娱乐的兴趣下降或丧失，觉得生活没意思，觉得自己没本事，自卑、自责、易哭等，且这些症状持续时间很长，程度很严重。

0．不是　1．是

P6 严重焦虑或紧张。

表现为无故为一些小事担心、紧张不安、心里不踏实、坐立不安、害怕、心慌气促、出汗、肌肉跳痛等，且这些症状持续时间很长，程度很严重。

0．不是　1．是

P7 出现幻觉。

表现为凭空听到、看到、闻到实际上并不存在的事物。

0．不是　1．是

P8 对事情理解有困难，注意力不集中，记忆力减退。

0．不是　1．是

P9 出现无法控制的暴力行为。

患者可能是受酒精/药物影响。

0．不是　1．是

P10 有严重的自杀念头。

患者认真考虑过并计划结束自己的生命，患者可能是受酒精/药物影响。

0．不是　1．是

P11 企图自杀。

包括实际自杀的行为或者试图自杀，患者可能是受酒精/药物影响。

0．不是　1．是

P12 您是否因心理问题或情绪问题需要服用医生开的药物治疗精神疾病？

指医生处方的药物，医生开了处方但患者没有使用也评分为"是"。

0．不是　1．是

P13 最近 30 天里您有多少天经历过这些心理问题或情绪问题？指 P5～P11
中的问题。

P14 最近 30 天里这些心理问题或情绪问题给您的工作、生活带来了多大的负
面影响？

0．一点也不影响　1．有一点　2．中等程度　3．比较严重　4．非常严重

P15 您认为治疗这些心理问题或情绪问题对您有多重要？

0．一点也不重要　1．有点重要　2．比较重要　3．非常重要　4．极其重要

八、吸毒行为及性行为情况

（1）吸毒行为：

B1 您最近 30 天里有没有注射吸毒行为？

0．没有（跳至 B6）　1．有

B2 您最近 30 天里注射吸毒次数是多少？

B3 最近 30 天里您和别人共用过注射器吗？

0．没有（跳至 B6）　1．有

B4 最近 30 天里您和别人共用过注射器吸毒的次数是多少？

B5 最近 30 天里您总共和多少个人共用过针具？

（2）性行为情况：

B6 您最近 30 天是否有过性行为？

0．没有　1．有

B7 如果有，最近 30 天里您同多少人有过性行为？

B8 您是和什么人有过性行为的？

1．妻子/丈夫　2．固定的男/女朋友　3．不固定的男/女朋友　4．陌生人

B9 最近一次性行为时是否使用了安全套？

0．不是　1．是

B10 最近 3 次性行为时是否每次都使用安全套？

0．不是　1．是